AF354049

CONFIDENCIAS DE UN DOCENTE

*Reflexiones de un médico
aprendiz de maestro*

Dani Figuerola

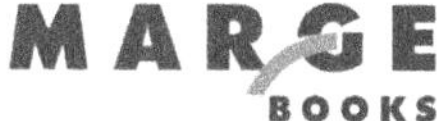

CONFIDENCIAS DE UN DOCENTE

*Reflexiones de un médico
aprendiz de maestro*

Dani Figuerola

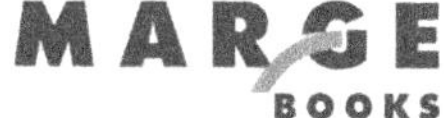

Colección: Vitae

Confidencias de un docente. Reflexiones de un médico aprendiz de maestro
1.ª edición, 2011

© 2011, Daniel Figuerola Pino
© de esta edición, ICG Marge, SL

Ilustración de la portada: Helena Ruiz

Edita: Marge Books - València, 558, ático 2.ª - 08026 Barcelona
www.marge.es - Tel. +34-932 449 130 - Fax +34-932 310 865

Director: David Soler
Gestión editorial: Hèctor Soler, Anna Palacios
Edición: Laura Matos
Traducción del catalán: Montserrat Soler (Tradusling)
Colaboración literaria: Holosfera
Compaginación: Mercedes Lara
Impresión: Més Gran Serveis Gràfics i Digitals (Santa Coloma de Cervelló, Barcelona)

ISBN: 978-84-92442-51-5
Depósito Legal: B-

A Guido Ruffino,
maestro piamontés

Índice

El autor

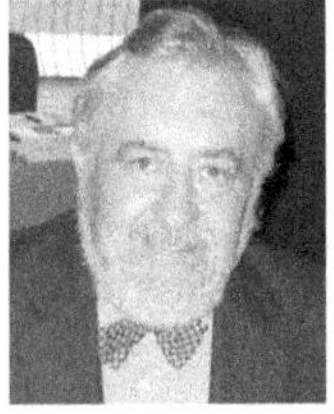

Dani Figuerola está casado, tiene tres hijos y cuatro nietos, y vive en el barrio de Sant Gervasi de Barcelona.

Se licenció en Medicina por la Universidad de Barcelona en 1969. En 1973 obtuvo el título de especialista en Endocrinología y en 1986 el de doctor en Medicina. Ha dirigido la Unidad de Diabetes del Hospital Clínic de Barcelona (1975-1989) y la Fundación Rossend Carrasco i Formiguera (1989-hasta la actualidad), dedicada a la atención integral de las personas con diabetes.

Su actividad profesional se reparte entre la clínica y la docencia, esta última sobre todo en el campo de la educación terapéutica.

Es autor de más de cien artículos en revistas científicas, autor y editor de las cuatro ediciones (1985, 1991, 1997, 2003) del libro *Diabetes* y del *Manual de educación terapéutica* (2011). También es redactor de capítulos de varios libros y tratados de diabetes, entre los que se halla el tratado *Farreras-Rozman, Medicina interna,* en sus siete últimas ediciones. También ha publicado, con seudónimo, un libro de relatos.

Ha sido presidente de la Societat Catalana de Diabetis (1988-1992), vicepresidente del Diabetes Education Study Group of European Association for Study of Diabetes (1995-2000), presidente de la Federación Española de Educadores en Diabetes (1984-87) y coordinador del Grupo de Educación Terapéutica de la Sociedad Española de Diabetes (1997-2007).

De todo lo que ha hecho hasta el momento, se siente especialmente orgulloso de haber dejado de fumar a los 38 años, de haberse ido del Hospital Clínic a los 41 y de su colaboración ininterrumpida durante más de treinta años en el tratado *Farreras-Rozman, Medicina interna.* Lo que más le gusta es aprender y enseñar, leer y escribir, navegar a vela, escuchar *jazz* y disfrutar del placer de la amistad.

danielfiguerola@frcf.cat

«Los que sirven, hacen cosas;
los que no, enseñan.»

Bernard Shaw

Un prólogo para ayudar a situar al lector

Muchos miembros de mi familia se han dedicado a la enseñanza: mi abuelo paterno tenía una escuela de primaria en Barcelona; mi padre era licenciado en Magisterio –aunque no ejerció de forma regular–; mi madre y mi tía eran maestras y dos de mis hermanas, también. Y, por si fuera poco, también lo son mi mujer y mis tres cuñadas. Es decir que, por genética y por ambiente, en la vida forzosamente tenía que llevar a cabo alguna tarea relacionada con este trabajo de locos que consiste en tratar de hacer entender a los otros determinadas cosas que se supone que uno sabe y los demás desconocen.

Mi primer maestro fue el abuelo Josep. No sólo en casa –vivíamos juntos mis abuelos, mi padre y yo–, sino también en la escuela, la academia Augusta, donde yo era uno de sus alumnos y donde aprendí de su mano las primeras letras. Era un hombre muy severo y justo pero al mismo tiempo bondadoso y paciente, que se tomaba el trabajo de enseñar a los niños con auténtica pasión. No me parece muy probable que conociera con profundidad las teorías de Montessori sobre la enseñanza activa, pero conseguía que aprendieras mucho más a partir de tu propio descubrimiento que no a partir de la lección impartida. Todavía recuerdo el placer que me producía sentarme a su lado en la mesa del comedor y «jugar a contar», como lo llamábamos nosotros. Fue tan eficiente en la enseñanza del cálculo mental que, cuando a los ocho años mi padre me llevó a los escolapios, el maestro se horrorizaba de mi rapidez en la resolución de pequeños problemas matemáticos. Siempre, absolutamente siempre, era el primero en resolverlos. La iniciativa me duró durante todo el bachillerato elemental –que entonces se hacía hasta cuarto curso a los 14 años– y en las evaluaciones sacaba excelente en matemáticas sin poner demasiado esfuerzo. Pero después me quedé atascado en lo que se llamaba «matemática moderna», debido –seguramente– a mis limitaciones intelectuales, pero también a la ineptitud de un catedrático de instituto a quien no entendía nadie, excepto un alumno que se llamaba Pagès, el superdotado de la clase. Este chico –excelente persona y buen compañero– simultaneó los estudios de sexto de bachillerato y el curso preuniversitario con el de primero y segundo de Peritaje Mercantil. Y aún le quedaba tiempo para jugar al fútbol y hablar de política.

El catedrático de Matemáticas no era, evidentemente, el único profesor malo, aunque sí el que más destacaba, porque en otras disciplinas –sobre todo las de letras– la memoria podía sustituir a la capacidad de comprensión. Sin duda, el profesor más excepcional que tuve en los estudios de secundaria fue Pedro Cerezo, el catedrático de Filosofía. Nos enseñó a dudar y a hacernos preguntas, o sea, a pensar por nosotros mismos. Fue un tipo extraordinario en la inmensa mediocridad de la época, cuando aún en muchos patios de instituto se cantaba el *Cara al Sol* antes de empezar las clases. El señor Cerezo nos hizo discutir en clase la película *Vencedores o vencidos* y nos animó a editar una revista bilingüe *(Albor)*, donde se podía escribir desde poesía hasta cuentos o simples artículos de opinión. A mí me publicaron uno que se titulaba *«Ens ho estan prenent tot»* (cuya traducción al castellano sería *«Nos lo están quitando todo»)*, donde intentaba explicar que la ola de inmigración de la época estaba arrinconando la lengua y ponía en peligro la supervivencia de determinadas costumbres de mi país. No es difícil imaginar la reacción furibunda del profesor de formación del espíritu nacional, el señor Muñoz, natural de la España profunda, cuando lo leyó. Por suerte, no cumplió su amenaza de suspenderme la asignatura y dejarme sin la posibilidad de presentarme al examen de ingreso a la universidad, pero probablemente gracias a sus gestiones, la revista *Albor* —ciclostilada y con tapas de cartulina verde, como si la viese ahora— no vio nunca más la luz.

El fracaso en el campo de las derivadas, y sobre todo en el de las integrales, me llevó a abandonar mi primera idea de estudiar para ingeniero y decidirme por la Medicina, como mi padre. A esta decisión también ayudó una prueba de orientación profesional que decía que en mí predominaba la vocación asistencial y la curiosidad científica (después siempre he pensado que estas pruebas son tonterías que no hacen nada más que confirmar lo que el estudiante y sus padres ya saben).

El primer contacto con la Facultad —un edificio bastante siniestro en la calle Casanova— fue impactante. Las aulas —que en mis estudios de primaria y secundaria habían albergado hasta cuarenta chicos— pasaron de pronto a acoger centenares de alumnos que en 1964, y en los años sucesivos, nos amontonábamos en los bancos, las escaleras, los laterales de las puertas e incluso en los pasillos, para seguir las disertaciones de catedráticos y profesores adjuntos. El entrenamiento para tomar apuntes que había adquirido durante mis dos últimos años en el instituto me dio una clara ventaja sobre mis compañeros, que en su mayoría venían de colegios de monjas y curas, y que estaban acostumbrados a que se lo dieran todo masticado. Mis apuntes de clase se cotizaban al alza, pero lamentablemente mi timidez no permitió que sacara de ello un provecho significativo entre las chicas, que en aquella época ya constituían aproximadamente la tercera parte de la parroquia estudiantil de Medicina.

Las experiencias del aprendizaje en las aulas de la Facultad podrían llenar un libro entero, aunque probablemente sólo interesarían a los compañeros de curso, de modo que seré breve. Aquí también la mediocridad lo presidía casi todo. Para ser catedrático en aquella época se tenía que ser adicto al régimen de Franco, hecho que explica muchas cosas. De los malos docentes creo que es mejor olvidarse, de modo que destacaré a dos de los buenos; evidentemente, la distinción la hago desde la más absoluta subjetividad. Me quedo definitivamente con Josep Laporte, profesor de Farmacología y que después sería consejero de Enseñanza y director del Institut d'Estudis Catalans; y Máximo Soriano, catedrático de Medicina Interna, a quien un buen grupo de estudiantes llamábamos afectuosamente «*l'avi*» («el abuelo»).

El doctor Laporte era todo un caballero. Con un aire elegante y tranquilo, un tono de voz calmado y una mirada entre acogedora y pícara, trataba a los estudiantes como si fueran adultos de pleno derecho. Sus clases estaban bien estructuradas, llenas de sentido común. En sus manos, la asignatura dejaba de ser un vademécum de especialidades farmacéuticas, para convertirse en una disciplina interesante, generadora de preguntas. El recuerdo más desgarrador del añorado Laporte es el de una mañana soleada a principios de la primavera de 1967, cuando yo cursaba el tercer año. Iba vestido con la clásica bata blanca larga y en aquel momento trabajaba en el laboratorio de la cátedra. Nos invitó a entrar cuando llamamos a la puerta. De pie, delante de una mesa situada junto a la ventana, inyectaba acetilcolina en un trozo de intestino de rata y tomaba nota de las respuestas del músculo. Su hijo, Joan Ramon, estaba en la cárcel desde hacía días, acusado de asociación ilícita, y al buen hombre se le veía cansado y con aspecto de no haber dormido demasiado. No era difícil imaginar su angustia y la de su mujer, sabiendo cómo se comportaban en aquella época los *grises* de la Via Laietana, y mi amigo Albert y yo –que desde nuestra más absoluta ingenuidad lo fuimos a ver para tratar de darle ánimos– no sabíamos qué decir. Tras escucharnos cortésmente, nos sorprendió con una declaración insólita: «A usted, Figuerola, querría darle un consejo si me lo permite. Deje la Anatomía Patológica para septiembre, porque en el último claustro de profesores el profesor Sánchez-Lucas aseguró que le suspendería como represalia por sus actividades subversivas. Y no es la primera vez que sucede esto, pero también debo decirle que en septiembre les aprueba, si se lo merecen».

De las delicadezas del personaje en cuestión ya tenía alguna cicatriz, porque en primero de Medicina –que era un curso selectivo– siendo yo delegado de curso del ilegal Sindicato Democrático, me había suspendido en Histología –la asignatura también dependía del mismo personaje– en el mes de junio, cuando mi examen era francamente bueno. Lo más dramático es que me había puesto un 3, lo que me obligaba a volver en septiembre (con un 4 hubiera pasado en junio, ya que tenía un 10 en Fisiología y un 5 en Anatomía). Es decir, que me pasé todo el verano estudiando una media de cinco horas diarias, que para esta asignatura, relativamente corta, representaba una auténtica barbaridad. En el examen de septiembre, creo que yo era el único de los que nos examinábamos que sólo tenía la Histología pendiente; los otros también llevaban la Fisiología o la Anatomía. El examen era tipo test, con 100 preguntas, y daban 100 minutos para responder. Es posible que el lector me considere un fanfarrón a partir de ahora, pero la fidelidad a la historia me obliga a decir que acabé el examen en 35 minutos y que acerté 99 de las 100 preguntas. En la papeleta de examen –en cuyo reverso, días después estamparían su firma el pianista Tete Montoliu y el saxofonista Ponny Poindexter en el Jamboree de la plaza Reial– consta un maravilloso «Sobresaliente».

«Mire, profesor, yo le agradezco mucho la confidencia, pero no estoy dispuesto a aguantar más injusticias como en primer curso con la Histología, de modo que me dedicaré de lleno a la Anatomía Patológica desde ahora hasta junio, y si me suspende pediré revisión de examen.»

Supongo que Laporte intentaba sacarme la idea de la cabeza, pero lo cierto es que estudié Anatomía Patológica como un loco y el día del examen me rodeaban unos cuantos amigos dispuestos a aprovechar mi erudición al respecto. En el aula no había casi vigilancia y se podía copiar sin problema alguno. El examen no era nada fácil, pero me salió muy bien. Cuando fuimos a recoger las notas, todos los amigos y yo nos repartimos notables y excelentes, excepto Albert –que había copiado de mí más que nadie–, que se llevó un formidable suspenso. La ironía final de la historia es que el «panzas sucias» –apodo del catedrático en su círculo de enemistades íntimas– nos confundía muy fácilmente a Albert y a mí –que siempre íbamos juntos como uña y carne–, y se supone que al poner las notas se equivocó, porque a mí me la tenía jurada y a él no. Lo sentí por Albert, pero nunca he tenido ningún remordimiento al respecto. Fechorías subversivas habíamos hecho los dos a partes iguales.

Don Máximo Soriano llevaba unas preciosas batas blancas lisas y almidonadas, incólumes y deslumbrantes, que podían servir perfectamente para el anuncio de un detergente. Era un hombre de pequeña estatura, pero un gran pedagogo. Nunca dictó una sola lección teórica –tarea que dejaba en manos de sus adjuntos–, pero cada día llevaba un enfermo a clase al que sentaba en una cómoda butaca; después pedía a un estudiante que bajase del anfiteatro para hacerle la historia clínica, mientras él escuchaba pacientemente y corregía cuando era necesario. Al terminar mandaba al enfermo a la sala del hospital y pedía al estudiante (¡cuarto curso de carrera, primer año de clínica!) su opinión. Promovía el desacuerdo y la discusión entre nosotros —es decir, ¡nos obligaba a pensar!— y, finalmente, él hacía la síntesis final. Algunas clases, como la de la úlcera duodenal, eran extraordinarias, a mi modo de ver. Don Máximo, nacido en Castilla y probablemente de mentalidad muy conservadora, hablaba un catalán impecable cuando pasaba visita. Consideraba que usar la misma lengua que el paciente formaba parte de su obligación como médico. Ciertamente, su postura era bastante rara en el año 1967, pero lo que me resulta espeluznante es que aún lo sea cuarenta años después, con más de treinta de restablecimiento de la Generalitat de Cataluña y sus leyes de normalización lingüística de poca monta. Ya me perdonarán...

Mis actividades —más bien modestas, ¡no nos pasemos ahora!— en contra del régimen franquista habían sido suficientes para impedirme ir a milicias durante los años de carrera, y hacían poco probable que me concedieran prórrogas por estudios, de modo que con unos cuantos compañeros en situación parecida nos espabilamos para hacer quinto y sexto de carrera en un solo año. Por las buenas o por las malas, en septiembre de 1969, con 21 años recién cumplidos, había terminado los estudios de Medicina. Ese mismo mes, unas alteraciones en el electroencefalograma, de las que tendremos ocasión de hablar con más detalle, posibilitaron que mi *mili* se redujera a tres semanas en el Hospital Militar de Barcelona, del que salí más gordo (comíamos cinco platos en cada comida) y con un papel que decía «Inútil Todo Servicio», papel que besuqueo desde entonces el día de la Pascua Militar, el día del santo del Rey y, sobre todo, el día de la Hispanidad.

Y empecé a ejercer de médico. Por las mañanas trabajaba en el hospital para aprender sin cobrar, y por las tardes y los días festivos visitaba a domicilio para ganar algunas pesetas. Mis primeros trabajos remunerados: las urgencias domiciliarias, a las que acudía con mi Seat «seiscientos»; los domingos en la Obra Social 18 de Julio; alguna sustitución en el Seguro (Instituto Nacional de Previsión); los veranos, y sobre todo los tres años de inspector médico de Indo, los fabricantes de cristales y gafas. Cuando llevaba un par de años trabajando para esta empresa, era 1972, coincidieron un poco de suerte, algunos méritos y una pizca de picardía (eso de estar en el lugar preciso en el momento oportuno) y permitieron que mis años previos de asistente sin honorarios en el Hospital Clínic me convirtieran, con sólo 25 años, en médico adjunto del recién estrenado Servicio de Endocrinología del mismo centro que dirigía Enric Vilardell. Esta etapa abrió definitivamente las puertas a mis dos actividades profesionales más relevantes, que han sido y son ejercer de médico clínico y enseñar, básicamente, Medicina.

Si tienen suficiente bondad y paciencia para seguir leyéndome, en este libro encontrarán algunas anécdotas que me han pasado en el ejercicio de la docencia. También haré referencia a una incursión personal –forzada, como se verá– en el campo de la comedia (que por suerte no acabó en tragedia) y, finalmente, explicaré el hallazgo mágico de unos viejos papeles que parecen hechos expresamente para cerrar este pequeño libro, cuya pretensión es, por encima de todo, distraer y provocar alguna sonrisa, y también –¡eh, si puede ser!, como diría Pere Quart– hacer reflexionar un poco sobre esta actividad apasionante que es la enseñanza.

¡Bienvenidos al aula!

Las sesiones clínicas

En los hospitales se hacen muchas reuniones de médicos, generalmente llamadas «sesiones». En muchos servicios, éstas tienen lugar cada día al inicio de la jornada. En estos casos, la reunión es relativamente informal y consiste en analizar la evolución de los pacientes ingresados o las urgencias atendidas durante la noche. Los médicos residentes –con ojeras hasta los pies si han pasado la noche en blanco– son los encargados de las explicaciones, y el resto del equipo (el jefe de servicio y los médicos adjuntos) les hacen preguntas y dan orientaciones de cómo seguir el procedimiento diagnóstico o el tratamiento. De hecho, estas sesiones son las herederas del paso de visita –en Argentina las llaman «revista de sala»– del siglo XIX, actividad que aquí perduró hasta la década de 1980. Durante el paso de visita, toda la corte celestial de batas blancas pasaba de cama en cama por esas grandes salas de hospital, con techos altos e inmensas ventanas, que alojaban fácilmente treinta enfermos o más. El médico encargado de la cama se dirigía respetuosamente al catedrático (el *grand patron*, en Francia), que –tras escuchar el resumen del caso– hacía los comentarios pertinentes, mientras toda la corte atendía de forma reverencial con movimientos de asentimiento de la cabeza si las circunstancias lo requerían, sobre todo los que estaban en primera fila.

Yo creo que a principios de los años ochenta, mi grupo del Hospital Clínic de Barcelona fue de los primeros del país en abandonar este sistema –que podía, fácilmente, ser vejatorio para el paciente–, y lo convertimos en un paso de visita alrededor de una mesa en la biblioteca y no del enfermo. A este sistema le llamábamos *in vitro,* para diferenciarlo del convencional, o sea, *in vivo.* Situado entre los minúsculos dispensarios y la sala de pacientes hospitalizados, aquel espacio destinado a biblioteca no debía de tener más de doce metros cuadrados, una parte de los cuales estaba ocupada por la mesa y las estanterías llenas de revistas y libros. Aunque ahora me parece imposible, en aquel espacio nos amontonábamos a menudo unas veinte personas que, con la puerta cerrada –los enfermos estaban literalmente allí mismo y nos hubieran oído–, discutíamos los casos clínicos. Aunque cueste creerlo, la mitad de los reunidos fumábamos sin pedir permiso a los no fumadores, de modo que, evidentemente, si la reunión duraba más de quince o veinte minutos, incluso en pleno invierno, tarde o temprano se oía una voz que decía: «¡Que alguien abra la ventana, coño!».

Cuando venía a visitarnos Roser Casamitjana, del Laboratorio Hormonal, decía que lo que pasaba en nuestro servicio era sencillamente promiscuidad y que se debería denunciar al Comité de Buenas Costumbres. Yo creo que exageraba, porque, aunque de vez en cuando rozaras el muslo de alguna vecina o notaras fugazmente el calor de un pecho femenino que te tocaba la espalda porque su propietaria quería ver por encima de tu espalda, no hay constancia escrita, ni siquiera tradición oral, de que nunca ocurriera nada más durante estas sesiones.

Una vez cada quince días, la sesión era más formal y se llevaba a cabo en el aula del servicio y creo recordar que allí no se fumaba. La sesión clínica era al mismo tiempo una de las actividades académicas de la Escuela Profesional, que en aquel entonces acogía una docena de licenciados en Medicina que, de este modo, accedían en dos años al título de especialista en Endocrinología (todas estas escuelas quedaron marginadas por el sistema MIR en el año 1973). Aquel día venía el catedrático, el inefable Alfonso Balcells Gorina –cuya misoginia era pública y notoria–, quien se sentaba en la primera silla de la primera fila, justo ante la mesa del disertante. No hace falta decir que el profesor Balcells esperaba que cuando él llegase, el aula –donde tenían que estar todos los médicos del servicio y los alumnos de la Escuela Profesional– se pusiera en pie. Aunque él no se diera cuenta –ni lo hizo entonces ni tampoco lo haría más adelante–, a mediados de los años setenta la cosa ya no iba por estas veredas y supongo que se llevó bastantes disgustos al ver cómo se perdían sus formas.

La sesión se hacía a la una del mediodía y duraba alrededor de una hora. Era formal, en el sentido de que tenía un programa escrito que se distribuía unos días antes. Solía tener dos partes, la de casos clínicos y la de revisiones. En la primera parte, un médico residente o un alumno de la Escuela Profesional explicaba los casos y adjuntaba las pruebas de radiografías y de análisis clínicos de los que disponía. Cuando se trataba de revisiones, en cambio, un médico adjunto actualizaba delante del auditorio un aspecto de una entidad clínica, como por ejemplo el tratamiento de la enfermedad de Bassedow.

Como, desgraciadamente, el médico de hospital suele ser un coleccionista de rarezas, en estas sesiones no se explicaban casos sencillos, sino que cuanto más difícil y atípico fuera el enfermo, más puntos obtenía el disertante. Más puntos siempre que saliera airoso de ello, claro. Y esto es, precisamente, lo que no pasó el día de Elvira, como podrán comprobar los lectores a continuación.

Aunque me entran ganas de escribir su nombre real por el puro placer de la venganza, debo decir que Elvira no se llamaba Elvira. Pero sí que era una de las dos alumnas de la Escuela que yo tenía adscritas aquel año. Pasaba visita en el dispensario, junto a mí, me ayudaba a hacer la historia clínica y el reconocimiento y, cuando el enfermo salía por la puerta, comentábamos algunos de los aspectos del caso. Un día, el jefe de servicio nos pidió que, siguiendo nuestro propio criterio, preparásemos a un paciente para la sesión clínica de la semana siguiente. Como era de prever, escogimos al más complicado que teníamos. Puesto que, con toda probabilidad, era la primera vez que Elvira tenía una oportunidad así y le ilusionaba explicar el caso, accedí a ello y le ofrecí mi ayuda. A quien no le pareció tan buena idea fue al jefe, que al enterarse hizo una mueca de disgusto, frunciendo la nariz. Si en lugar de fijarme en los dientes del jefe –que los tenía muy grandes– me hubiera fijado más en aquella nariz… quizás mi vida habría sido diferente.

Un poco preocupado por su silencio, días antes de la sesión le pregunté a mi alumna si quería que repasásemos juntos el esquema de la presentación. Accedió un poco a regañadientes, convencida de que lo tenía todo perfectamente bien (en honor a la verdad, debo confesar que no era mentira que *ella* lo tuviera todo bastante bien, pero la cuestión que se debatía no era ésta, sino otra). Cuando vi cómo estaba de engarbullada la presentación y, lo que es peor, cuando vi lo orgullosa que estaba Elvira con su trabajo, mi nivel de alarma fue de cinco en una escala de cinco. Era absolutamente necesario que se diera cuenta de que todo aquello no podía terminar bien de ningún modo. Lamentablemente, no lo conseguí en absoluto, la estrategia que utilicé fracasó estrepitosamente. Irritada, a la tercera observación me cortó en seco.

–Mira, Dani, cada uno tiene su estilo, yo tengo el mío.

–Pues claro, cariño. Faltaría más. Adelante, hazlo como te parezca.

Las velas que le puse a Santa Rita aquel fatídico martes por la mañana no sirvieron para nada. «Cuando las cosas pueden ir mal, van mal», dice una de las leyes de Murphy, pero yo entonces no lo sabía porque creo que en aquella época sus libros no habían sido publicados. A los cinco minutos escasos de haber empezado sus explicaciones sobre el caso, el discurso de Elvira no tenía ningún sentido. La mesa que tenía delante sobre la tarima era una montaña de papeles desordenados, su voz se iba haciendo cada vez más inaudible y las miradas del jefe hacia donde estaba yo –¡escondido en un rincón al fondo de la sala!– eran cada vez más frecuentes y furiosas. Balcells se movía inquieto, los enemigos sonreían sin disimular, los amigos me miraban con compasión, la tragedia era cuestión de pocos minutos.

De repente, mi palidez de cera y mi sudor frío pasaron a un enrojecimiento de tomate y una candencia de brasa encendida cuando, en medio del incómodo silencio de la sala, se oyó la voz inefable de Elvira que, con un tono melifluo, dijo:

–¿Me ayudas, Dani?

Las carcajadas del auditorio se debieron oír desde la calle Casanova. «No, cariño, no te ayudo, mejor te asesino», debía pensar yo, mientras intentaba arreglar lo que ya no tenía ninguna solución.

Los comentarios de la parroquia sobre la supuesta relación sentimental entre Elvira y yo nunca los escuché, pero no me costó nada imaginarlos, teniendo en cuenta los niveles de caridad cristiana de algunas de las médicas y enfermeras que en aquella época rondaban por el servicio.

Mientras duró la Escuela tuvimos bastantes alumnos, ya que de nuestra especialidad creo recordar que no había otra en Cataluña. Entre los alumnos que me correspondieron directamente, había una chica muy agradable que tenía la cabeza casi tan grande como yo y, cuando pasábamos consulta uno junto al otro, los enfermos sentían el irrefrenable impulso de palparse su propia cabeza, convencidos de que la suya se les había quedado pequeña. Por lo menos esto es lo que decía una de aquellas médicas caritativas a quien antes hacía referencia y de quien quizá tendremos ocasión de hablar más adelante. De lo que puedo dar fe es que, cuando esta chica y yo coincidíamos con otro cabezudo del servicio –que tampoco encontraba gorras de su talla– y nos paseábamos por las fiestas mayores, los cabezudos decidían que el año próximo tendrían que revisar sus dimensiones.

Ya he dicho que yo era un médico adjunto descaradamente joven, de modo que mis alumnos a menudo tenían la misma edad que yo, pero otras veces, como en el caso de Paco Gallo, eran mucho mayores, o sea que cuando el enfermo entraba en la consulta, inevitablemente, se dirigía a mi alumno, a quien consideraba el más entendido en la materia. A mí me gustaba seguir el equívoco, pero a él no, y normalmente descubría la verdad al cabo de pocos minutos. Paco era un tipo admirable. Siendo andaluz de nacimiento, vino a Cataluña con treinta años recién cumplidos, la mujer y un par de hijos. Había estudiado Veterinaria en su país y venía a trabajar en los mercados municipales de Barcelona. Como le sobraba algo de tiempo y mucha capacidad intelectual, Paco se puso a estudiar Medicina cuando ya tenía tres hijos; a los cuarenta años ya se había licenciado y se quería sacar el título de endocrinólogo en la Escuela, y fue entonces cuando le conocí. Con el título en la mano, ejerció las dos profesiones durante veinte años. Ahora está jubilado (primero lo hizo de veterinario, pocos años después lo haría de médico) y ha vuelto a sus orígenes en Alcalá de los Gazules, un pueblo blanco muy bonito del interior de la provincia de Cádiz. Echo de menos las sobremesas en su casa, después de probar manjares de los pastores de su país que él mismo preparaba amorosamente, aunque sin darle ninguna importancia. Los platos eran extraordinariamente sabrosos, y lo que más me apena es que, probablemente, a estas alturas las recetas estén en grave peligro de extinción.

Sesiones como la nuestra tenían lugar en todos los servicios de especialidad, pero sin la menor duda la más importante del hospital era —y supongo que aún lo es— la del Departamento de Medicina. Se llevaba a cabo cada viernes a la una del mediodía en una aula donde cabían alrededor de doscientas personas y que, normalmente, estaba llena, o casi. La primera fila —la fila 0 del teatro— tenía que estar vacía para los catedráticos, tanto los activos como los jubilados. Llegaban, ceremoniosamente, antes de la hora prevista, se daban la mano los unos a los otros, se sentaban siempre en el mismo sitio y algunos, probablemente, siempre hacían las mismas preguntas, pero se les perdonaba con magnanimidad por aquello que decía mi amigo Paco de que «la vejez inspira piedad».

En las sesiones, normalmente, había tres tipos de presentaciones: unas de trabajos actuales de los diferentes grupos de investigación del hospital; otras al estilo de una conferencia magistral y, finalmente, unas más raras —solamente se hacía una al mes— en las que, como en un hospital muy famoso de Boston, el Massachusetts Hospital, una «pieza» (en argot significaba un experto en la materia), generalmente invitado de otro hospital, discutía un caso clínico, es decir, leía la historia que le habían dado semanas antes, comentaba las exploraciones complementarias que le dejaban ver y, finalmente, hacía una especie de ejercicio mental que consistía en sopesar elementos a favor y en contra de los diagnósticos que el disertante imaginaba que podía tener el enfermo en cuestión (cabe decir que el proceso era completamente detectivesco, al estilo de Sherlock Holmes, como se encargaría de poner de manifiesto magistralmente la serie *Doctor House* muchos años después). Y, por fin, el sabio detective se mojaba, es decir, decía lo que él creía que tenía el paciente, que casi siempre era una cosa muy rara que la mayoría de los asistentes desconocíamos, aunque simulábamos que no (como en la novela negra, donde el que resulta ser el asesino es el que menos lo parece). La última parte del espectáculo consistía en mostrar aquella exploración escondida –muchas veces la autopsia–, que daba el diagnóstico de certeza. Y aplaudíamos al ponente, tanto si lo acertaba como si no, porque lo más importante era la erudición demostrada por el pobre gladiador que, sin duda alguna, había estado estudiando el caso durante semanas enteras. A mí, generalmente me parecía un espectáculo de circo, pero no lo decía por miedo a que me consideraran un aguafiestas.

Tuve varias salidas a escena en las sesiones del Departamento de Medicina, la mayoría de las veces para presentar trabajos que llevábamos a cabo en el servicio, o bien para mostrar algún caso clínico, y una única vez porque me invitaron a dar una conferencia, cosa que sucedió justo después de que me hubiera ido definitivamente del hospital en 1989. Me gustaría recordar esta conferencia –que fue la última, una auténtica despedida– y la primera, que di exactamente en el año 1971. Por diferentes razones, y a gran distancia de todas las demás, fueron las que me generaron más adrenalina.

En 1971 la reforma del Clínic estaba en la incubadora y los servicios de especialidad estaban duplicados, triplicados o cuadruplicados, repartidos en las diferentes cátedras. Yo hacía de asistente como aprendiz de endocrinólogo en la cátedra del profesor Soriano, de quien ya he hablado antes, con un jefe –el malogrado doctor Ezequiel Piera–, que de tan carca que era no podías ni enfadarte con él, y con un médico un poco mayor que yo, listo como un hurón, estudioso y ambicioso, que se llamaba y se llama Joan

Soler. Joan había recogido tres casos de una enfermedad entonces poco conocida, llamada tiroiditis de Hashimoto, y los quería presentar en la sesión de los viernes. Me propuso que lo hiciéramos juntos, lo que sin duda alguna era un regalo para mí, porque con apenas dos años de licenciatura me ayudaba a darme a conocer en el Departamento de Medicina y a hacer méritos para cuando se repartiera el cocido, es decir, cuando se unificaran los servicios de especialidad y se contrataran de verdad a los médicos, o sea, con sueldos dignos.

Joan, además de generoso, también era pícaro, y, por lo tanto, se quedó con la parte más bonita y me dejó la fea para mí. Él explicaría el caso de los pacientes y cómo se llegaba al diagnóstico clínico, y yo comentaría la anatomía patológica. Todavía me sonrojo al escribir esto, porque, ¿dónde se ha visto que la anatomía patológica no la comente un patólogo? Pero entonces todo —o casi todo— valía, y la ilusión por salir a la palestra me hizo olvidar mis limitaciones con el microscopio, por muy buena nota que me hubieran puesto durante la carrera en esta disciplina, tal como he explicado antes. La semana anterior a la sesión empecé a ser consciente del alcance de la tragedia. Por suerte, Rafael Ortiz —un excelente patólogo amigo de mi padre con quien habíamos ido a pescar obladas muchas tardes en Sa Tuna— se apiadó de mí, me hizo unas diapositivas maravillosas de las preparaciones histológicas que le llevé, y en unas horas me ayudó a reconocer claramente los folículos tiroideos, las infiltraciones linfocitarias y las células de Hürtle.

Aquellas tres diapositivas me las sabía de memoria e incluso las soñaba. La noche anterior a la presentación, Joan vino a mi casa en Badalona y, con el proyector enfocado hacia la pared del comedor, ensayamos las respectivas presentaciones hasta altas horas de la noche.

La sesión empezaba con nosotros a la una en punto. Poco después de las doce habíamos terminado el dispensario. Joan me pidió que le llevara las diapositivas, que prepararíamos el cargador. Horror, ¡las diapositivas no estaban en mi taquilla! Pensando a toda velocidad, llegué a la conclusión de que sólo podían estar en la mesa del comedor de la calle de Prim de Badalona. Nos miramos horrorizados y, sin decirnos nada, salimos corriendo, sin sacarnos la bata, hacia mi coche, el Seat «seiscientos», que estaba estacionado en el interior del hospital. Eran las 12:14 horas cuando lo poníamos en marcha y salíamos como un rayo por la calle Casanova.

Hacía seis meses que mi mujer y yo vivíamos en Badalona, en un piso minúsculo, debajo de uno idéntico donde vivían unos amigos nuestros. Cada mañana a las ocho menos cuarto bajábamos los escalones de cuatro en cuatro para meternos cada uno en su «seiscientos», blanco el suyo, verde el nuestro. Las dos mujeres entraban a trabajar a las ocho; la suya era enfermera en una clínica; la mía, maestra en una escuela. Parecía imposible, pero casi siempre cuando daban las ocho por la radio del coche *(España a las ocho,* de Radio Nacional de España, ¡Virgen del cielo!), las mujeres ya estaban en el trabajo, y nosotros nos reencontrábamos un rato después para desayunar, tranquilamente, antes de entrar en el hospital.

Os podéis imaginar que el eslalon a cuatro manos de cada mañana por la calle Aragó era un auténtico espectáculo y no se descarta que tuviéramos espectadores haciendo apuestas de cuántas veces cambiaríamos de carril en aquel trayecto (no era infrecuente pasar de ir totalmente por la izquierda a hacerlo completamente por la derecha más de una vez, y además, cuando nos cruzábamos, nos saludábamos de un coche al otro).

En aquella época, la autopista de Mataró estaba recién inaugurada y la calle Aragó ya tenía seis carriles en un solo sentido y una formidable «onda verde» de semáforos sincronizada alrededor de los setenta u ochenta kilómetros por hora. El tráfico, a pesar del «boom» del utilitario, no tenía nada que ver con el de ahora y, muy importante para entender el final de la historia, no existían los radares. Esta combinación de factores, además de la increíble suerte que me ha acompañado siempre en la vida en mis innumerables episodios de despistes (me he dejado en tres ocasiones un Rolex en duchas públicas y me lo han devuelto siempre), explica que aquel fatídico día de las diapositivas, a las 12:58 horas volviéramos a tener el «seiscientos» aparcado delante del aula donde tenía lugar la sesión. Y, a pesar de la taquicardia por los nervios que padecimos, nadie se dio cuenta, todo fue como una seda, y quedamos la mar de bien, Joan Soler –que creo que nunca me lo ha perdonado del todo– y un servidor.

Dieciocho años después, yo había tenido mucho tiempo –meses– para prepararme la conferencia que me habían pedido, y el carro de diapositivas –aún faltaban muchos años para el Power Point– estaba cargado desde hacía días. El tema de la disertación era libre y el título también me lo dejaban elegir. El tema no podía ser otro que la diabetes, que es mi área de mayor competencia, y el título que escogí tenía mucho que ver con las causas que habían propiciado mi salida del hospital. Se titulaba «La diabetes, asignatura pendiente de los endocrinólogos».

La sala tenía una buena entrada. En la fila 0 estaban los habituales, menos una persona por quien sentía y siento un gran aprecio, el profesor Ciril Rozman (alguna vez he pensado que, si él hubiera estado allí, quizá las cosas habrían sido de otra forma, quién sabe). En la tercera fila a la derecha, algunos de mis excompañeros del servicio –no todos...– y en el resto de asientos, amigos, saludados y conocidos, que diría Josep Pla. Pepe Millà era el maestro de ceremonias. Dijo que yo no necesitaba presentación en aquel fórum, me dio el aparato de láser –entonces un cilindro de dimensiones gigantescas enchufado a la corriente eléctrica–, que sirve para señalar los puntos que te interesan remarcar en la proyección, y me dejó solo ante el peligro. Yo estaba nervioso, no puedo negarlo. Era una despedida medio deseada, medio forzada, y tenía muchas ganas de dejar bien claro al auditorio que se iba de aquella casa un tipo bueno y competente, y que los que allí mandaban –algunos estaban en primera fila– lo estaban dejando perder por cobardes y miedicas. Me había preparado la conferencia hasta el último detalle: los silencios, las pausas, las preguntas del auditorio, el sermón final… Las diapositivas eran impecables.

Empecé con una revisión de lo último que se sabía sobre la etiología de la enfermedad, para mostrar claramente mis conocimientos científicos. Después –y éste era el eje del discurso– analicé punto por punto los elementos que hacen que el tratamiento de la diabetes sea eficaz, demostrando que en todos y cada uno de aquellos puntos (insulinas, dietas, ejercicio, autocontrol…) la ciencia del terapeuta pasa a ser algo totalmente inútil si no se acompaña de la colaboración del paciente. Y, finalmente, me adentré en el terreno más delicado.

«¿Quién es el responsable de promover la colaboración del paciente cuando ésta no es espontánea? ¿La escuela y la familia, si se trata de un niño o un adolescente?, ¿la sociedad?, ¿la empresa donde trabaja?, ¿la salud pública al proporcionarle un psicólogo? O bien… ¿qué les parecería si nos implicásemos de una vez por todas los propios médicos de los hospitales, que hasta ahora hemos estado mirando todo desde la biología? ¿No se dan cuenta de que descuidamos lamentablemente los aspectos afectivos, laborales y sociales del paciente? ¿Por qué no aceptamos de una vez que tratarlos también es nuestro trabajo? Pero, fíjense bien, señores testarudos, no se trata de intervenir por cortesía o por ética o simplemente porque somos buenas personas, sino que hemos de hacerlo porque de este modo nuestro trabajo es mucho más eficiente. Está claro que entrar de lleno en la educación de los pacientes significa compartir conocimientos y puede implicar una pérdida de poder –y aquí nace la resistencia de los médicos–, pero, a la larga, supone establecer una nueva relación más gratificante para todos. Me parece claro, como les iba diciendo, y me gustaría compartir esta creencia con ustedes al terminar, que los que nos dedicamos a enfermedades crónicas –y en aquella sala había muchos, como yo– perderemos el tren de la medicina si no damos un auténtico golpe de timón en nuestra forma de ejercer como médicos.» Y la conferencia finalizaba con la diapositiva de un tren que se alejaba de la estación.

Al terminar, el silencio fue doloroso. Nadie aplaudió, en contra de lo que era usual (en general, se oían cuatro aplausos de cortesía). Nadie decía nada. Yo no entendía el silencio. Creí que nadie había comprendido nada, pero esto no encajaba con la atención que percibí en el auditorio durante toda la conferencia. Tras unos inacabables segundos más, me hicieron cuatro preguntas, perfectamente prescindibles y estúpidas, tanto las preguntas como mis respuestas.

Todo el mundo se fue. Recogí mis papeles y las diapositivas. Estaba cansado, tenía hambre y una cierta sensación de haber hecho el ridículo. Algunos de los que se iban me golpeaban la espalda afectuosamente sin decir una palabra. Antoni Garcia Pugés –con quien después nos haríamos muy amigos– me dijo:

–No te preocupes. Ha sido una conferencia cojonuda. Te han entendido perfectamente. Por eso mismo no han dicho nada, los muy putas... –Y después hizo su clásica carcajada retumbante.

En el pasillo del sótano del hospital me encontré a Paquita Rivera, jefa de servicio del Laboratorio Hormonal, que iba a comer. Se me acercó, me abrazó y me dijo:

–Hoy me he sentido orgullosa de ser tu amiga.

Nunca más he hablado con nadie de aquella extraña conferencia, que –como era preceptivo– meses después publicaría la revista *Medicina Clínica* (*Med Clin*, 1989, 93: 548-555), donde está a disposición de los curiosos.

Enseñar en la consulta

Los médicos y nuestros doctos antecesores, como los brujos, druidas y sacamuelas, siempre hemos acompañado las intervenciones y las prescripciones con consejos y enseñanzas a los enfermos, de modo que la educación de los pacientes –término que actualmente está muy de moda– no nos la hemos inventado ahora, sino que es una actividad ancestral en el ejercicio de la profesión sanitaria. Por lo menos desde Hipócrates, el médico ha intentado, de algún modo, educar a sus pacientes, enseñándoles qué alimentos son perjudiciales o beneficiosos para determinados trastornos, recomendando las actividades físicas o conductas (reposo, ejercicio, abstención o práctica de sexo, etc.) que pueden ayudar a curar, o simplemente dando instrucciones sobre cómo se deben tomar los medicamentos (antes o después de las comidas, en infusión, disueltos, etc.).

Se podría decir que la educación de los pacientes se orienta hacia la prevención secundaria, es decir, hacia las consecuencias de una determinada enfermedad ya existente como la diabetes, la hipertensión o el asma; mientras que la educación sanitaria se orienta hacia la prevención primaria, es decir, que es un conjunto de normas y prescripciones que se dan para que la enfermedad no aparezca o para que lo haga lo más tarde posible. Por ejemplo, promover el abandono del tabaquismo entre los que ya tienen diabetes es hacer prevención secundaria de las consecuencias de la enfermedad, como por ejemplo los infartos de miocardio o la retinopatía, mientras que estimular a toda la población en general a hacer más actividad física y a reducir la ingesta de calorías, grasas y azúcares, es hacer prevención primaria de la diabetes.

De la prevención primaria se ocupan los gobiernos y determinadas instituciones públicas, ya que, en principio, los médicos no vemos a las personas sanas, sino a los enfermos, aunque esto que acabo de escribir es muy discutible. No sólo porque los consultorios están llenos de personas que no tienen ninguna enfermedad, pero que están realmente enfermas [«La salud no es sólo la ausencia de enfermedades, sino un estado de completo bienestar físico, mental y social», según definió la Organización Mundial de la Salud (OMS) en la conferencia de Alma-Ata en 1978], sino también porque muchos individuos que tienen enfermedades se adaptan, adecuadamente, al trastorno y se sienten totalmente sanos. Pero mejor dejemos este discurso que nos llevaría a discusiones filosóficas que se alejan del propósito de este capítulo.

Los profesionales sanitarios siempre hemos sido conscientes de la importancia de enseñar a nuestros pacientes y de que nuestra responsabilidad no se acaba haciendo una buena prescripción farmacológica. Es evidente que la misma receta explicada con claridad y convicción obtiene mucho mejor seguimiento, a largo plazo, que si es despachada de cualquier forma. Sólo esto explica por qué dentro de un mismo ambulatorio de la Seguridad Social, y con acceso a la misma ciencia y los mismos recursos, hay médicos que tienen mejor controlados a sus pacientes crónicos –diabéticos, respiratorios, hipertensos, etc.– que otros.

Entusiasmo, convicción y buena voluntad son elementos imprescindibles, pero hay que añadir, inmediatamente, que no son suficientes. El infierno está lleno de buenas intenciones, me decía mi abuela... La enseñanza de pacientes es una ciencia y, como tal, está sometida a las leyes de observación, reproducción y evaluación. Entendida de esta forma, la educación de los pacientes se convierte en lo que ahora se llama educación terapéutica, una auténtica disciplina científica. El cambio de nombre indica que, aunque evidentemente se trata de enseñar, se debe hacer con el objetivo específico de mejorar los resultados del tratamiento, entre los que ciertamente hay valores numéricos –colesterol, glucosa, tensión arterial–, pero también «intangibles», como la calidad de vida, el bienestar, la comodidad, el consuelo, etc.

El principal motor para el aprendizaje –¡y a enseñar se debe aprender!– es sin duda alguna la frustración, la pifia, el error, el fracaso... Cuando te das cuenta de que el mensaje que querías transmitir –que a ti te parecía de una sencillez meridiana– no ha sido captado, o bien ha sido entendido de forma completamente diferente de lo que esperabas, lo primero que piensas es... ¡qué burro que es el enfermo! Pero es evidente que el burro eres tú, porque no te explicas de la forma adecuada. O sois burros los dos, da igual, pero lo que es necesario es recuperar el puente. Respecto a esto, me parece fascinante lo que escribe Murray: «Ya sé que tú crees que comprendes todo lo que piensas que yo he dicho. Sin embargo, no estoy seguro de que te des cuenta de que lo que has oído no es en realidad lo que yo quería decir». Definitivo. Y aún es más cáustica la frase lapidaria de Joan Fuster: «Desengañémonos, cuando dos se entienden, siempre hay un malentendido».

En un taller de psicología de la Asociación Americana de Diabetes, hace ya varios años, un psiquiatra nos explicaba que nuestros pacientes crónicos se podían dividir en tres categorías: los visitadores, los quejosos y los clientes. Y que el error que cometíamos era querer hacer educación terapéutica con todos, porque la educación sólo era efectiva con los clientes. En los otros dos casos era inútil, y, entonces, lo que se tenía que hacer era desarrollar la estrategia adecuada para convertirlos de quejosos y visitadores a clientes. Su definición de las tres categorías era muy simple y me ha servido muchísimo todos estos años para replantearme la relación con algunos pacientes. El visitador es aquel que no identifica ningún problema en relación con su salud y que entra diciendo «Vengo a verle, doctor». Normalmente, te pregunta cortésmente por tu salud y por tu familia, y espera con beatitud que decidas qué hay que hacer: reconocimiento físico, análisis, cambio de tratamiento, etc. No cuestiona los resultados, no le preocupa si la tensión o el colesterol son más altos o más bajos y tampoco tiene ningún interés por los posibles efectos secundarios de los medicamentos que le prescribes. Casi todo le parece bien, está contento de verte, sin duda alguna tiene una confianza ciega en ti y acostumbra a venir regularmente a las citas. A diferencia de éstos, los quejosos identifican el problema, te lo explican y esperan de ti que se lo resuelvas, pero sin su intervención. Su actitud es pasiva y a menudo hostil, o como mínimo desconfiada. Si el médico lo acierta, perfecto, pero si no lo hace, se lo reprocharán de inmediato. El quejoso no tiene interés en interactuar con el terapeuta y mucho menos en intentar comprender el razonamiento mental de éste cuando sopesa los pros y contras de las diferentes soluciones posibles.

El cliente es el individuo que identifica el problema –la tensión arterial no baja lo suficiente, el azúcar sigue alto por la mañana, me cuesta adelgazar, etc.– y viene a buscar una solución al experto, a quien le pide un diagnóstico si todavía no lo hay, y sobre todo le pregunta por las diferentes opciones terapéuticas. Con el médico, sopesará los pros y los contras, y tomará una decisión. Se trata, evidentemente, de una relación de confianza mutua, pero en ningún caso de entrega ciega. Las dos partes –cliente y «vendedor»– deben poderse decir con sinceridad lo que piensan. Y, si es necesario, también lo que sienten.

Contra lo que se podría creer, no todos los médicos quieren clientes. El buen cliente pregunta, compara y se informa en otros medios, como Internet, para hacerse su propia composición antes de tomar decisiones. Para los médicos de piel fina –¡que hay un montón!– esta actitud suele ser percibida como de desconfianza hacia su figura, y a menudo califican a estas personas de sabihondos, «listillos» o de gilipollas impenitentes. Y es que en el fondo es mucho más fácil tratar con visitadores, ya que nunca cuestionarán nada y todo les parecerá bien. Debo confesar que algunos días, al dar por la mañana una ojeada a la agenda de visitas que me espera, pienso: «Mira, qué bien, hoy tengo unos cuantos visitadores, será un día relajado».

El anecdotario de errores didácticos en la comunicación médico-enfermo daría para todo un libro. Algunos son divertidos, otros pueden ser dramáticos. Ofrezco un par de cosecha propia:

• El señor Enric G. –diabético– recogió los análisis del laboratorio en Cardedeu y le pidió a la enfermera que se los entregó que les diera un vistazo antes de llevármelos a la consulta esa misma mañana. La chica debía de estar ocupada y le dijo malcarada: «Todo está bien menos la glucemia (la glucemia es el valor de glucosa en sangre, que estaba elevado como corresponde al hecho de ser diabético), pero Figuerola ya te lo explicará». Enric lloró todo el camino en tren hacia Barcelona, convencido de que era la última primavera que vería aquellos frutales en flor. Sencillamente, había entendido que tenía una «leucemia». Y de esta palabra sí que sabía su significado.

- En las prescripciones médicas, el médico suele escribir cosas como Enalapril 1-0-2, que significa que de estos comprimidos tomará uno por la mañana, ninguno al mediodía y dos por la noche. Mucha gente entiende que debe tomar o uno o dos, según la tensión arterial esté bien o demasiado alta. Con la insulina, el error es más bestia. Ante la receta que decía Insulatard 18-0-10, una buena mujer entendió que se debía poner o 18 o 10 unidades de insulina según si aquel día tenía o no azúcar en la orina. El disparate duró tres meses, hasta que volvió a la consulta y el médico, al darse cuenta del error, se llevó las manos a la cabeza.

Muchos de los chistes de médicos tratan de los errores de comunicación. Es probable que algunos estén basados en hechos reales. Mi padre explicaba uno de una pareja de viejecitos de un pueblo de montaña que iban a visitar al médico porque el marido tenía mucho reuma. El médico le dijo al hombre:

—Póngase un supositorio de éstos cada día al acostarse.

Cuando salieron de la consulta, la mujer le dijo al marido:

—¿Tú sabes qué es un supositorio?

Como ninguno de los dos lo sabía, decidieron volver a entrar y preguntárselo. El médico se lo explicó sonriendo:

—Es como un lápiz pequeño que se pone por el recto.

—¿Y qué debe de ser el recto? —se dijeron el uno al otro.

—Volvamos a preguntárselo —dijo la mujer.

—No, que se enfadará —dijo él.

—Sí, hombre, ¿no ves que es muy amable? —insistió la viejecita.

Finalmente entraron. El médico, atónito, les dijo:

–Se lo debe poner en el culo.

Y el viejo le dijo rápido a su mujer:

–¿No te decía yo que se enfadaría?

Un paciente entra en la consulta haciendo rodar una bota de vino enorme.

–¿Dónde va, hombre de Dios, con esta bota?

El hombre le responde:

–Doctor, el último día que vine a verle me dijo que volviera al cabo de tres meses con los orines.

Sigo en el mundo de los chistes por aquello de que «divertido» y «aburrido» son términos antónimos, mientras que «divertido» y «serio» no sólo no lo son, sino que muy a menudo se complementan. Mi abuela –la misma que decía que el infierno está lleno de personas bienintencionadas– no llegó a conocer a un ejemplo paradigmático de su sentencia, el del padre Soca. El padre, rector de la parroquia de Sant Soví de Puigventós, era un hombre infatigable, que escribía en la puerta de su iglesia avisos parroquiales como éstos:

- Para aquellos que tienen hijos y no lo saben, tenemos en la parroquia un jardín especial para niños.

- Los jueves por la tarde se reúne el grupo de madres. Todas las señoras que quieran formar parte de las madres, se deben dirigir al despacho del rector.

- El grupo de recuperación de la confianza en ellos mismos se vuelve a reunir en la parroquia los miércoles a las 6. Por favor, entren por la puerta de atrás.

- Apreciadas señoras: empieza la campaña de venta de objetos para beneficencia. Lleven aquellas cosas que estorban en casa. ¡No se olviden de los maridos!

- Catequesis para hoy: «Jesús anda por encima de las aguas». Catequesis para mañana: «A la búsqueda de Jesús».

— En la ceremonia pascual de hoy, el rector encenderá la vela en el cirio del altar. El diácono encenderá su vela en la del rector y después encenderá uno a uno a todos los feligreses de la primera fila.

Si el padre Soca hubiera conocido lo que era la reformulación y hubiera preguntado a un par de feligreses qué entendían al leer los avisos parroquiales, probablemente las cosas le hubieran ido de otra forma y el obispo no hubiera tenido que llamarle la atención como consecuencia de invitar a las señoras a visitar su despacho si querían ser mamás.

Por lo que a mí se refiere, la reformulación es una de las herramientas que más me ha ayudado a mejorar la adaptación al tratamiento de mis pacientes. Entiendo como reformulación en mi trabajo el hecho de pedir al interlocutor que repita lo que le acabas de decir. Y también al revés, repetirle al paciente en palabras tuyas lo que has entendido de lo que te acaba de explicar. Rápidamente uno y otro nos damos cuenta de si nos estamos entendiendo, y la empatía mejora al instante. Otras herramientas interesantes son el esquema o el gráfico. El primero me sirve para explicar, por ejemplo, cómo se regulan entre ellas las hormonas (tiroides, hipófisis, suprarrenal...) y, por lo tanto, facilita la interpretación de los análisis. El segundo es eficaz para valorar los progresos a lo largo del tiempo en parámetros como el colesterol o la hemoglobina glicosilada. Pero no todo el monte es orégano. Muchas veces el esquema de las hormonas se queda sobre la mesa cuando el paciente se va del despacho, lo que significa que no ha servido para nada o, en cualquier caso, sólo para refrescar mis conocimientos. El gráfico suele tener más éxito: la mayoría de mis pacientes tienen un nivel sociocultural superior a la media del país y están habituados a seguir de esta forma las fluctuaciones de la bolsa o del paro, o de las ventas de coches. Sin embargo, hay que tener en cuenta que existe una regla de oro que dice que la divulgación médica escrita o gráfica sólo es comprensible para la población que lee habitualmente el periódico, cuya proporción no va más allá del 25 % en Cataluña. Con las demás personas –muchas de ellas analfabetas funcionales, aunque sepan leer palabras– se deben buscar herramientas diferentes. Y no es nada fácil.

El grado de adscripción de los pacientes a las recomendaciones médicas está relacionado con muchos factores, y creer que lo más importante depende de nosotros, los prescriptores, es de una notable ingenuidad. Por ejemplo, si el enfermo está preocupado por el futuro de su trabajo, tiene dificultades económicas o pasa por un conflicto sentimental, es poco probable que esté muy receptivo a recomendaciones médicas que exijan esfuerzos de voluntad suplementarios. Pero más importantes aún que las preocupaciones son las creencias. Hacer tratamiento –farmacológico, dietético o del tipo que sea– cuando uno se encuentra bien es una conducta aprendida muy recientemente en la historia de la humanidad, y es la consecuencia de un razonamiento que incluye el procesamiento de datos científicos (por ejemplo, entender las estadísticas que demuestran que la combinación de tensión arterial, glucosa y colesterol elevados aumenta el riesgo de infarto de miocardio, y que dejar de fumar y tomar varias píldoras minimiza este peligro). Si me permiten la expresión, «no es normal» no sufrir ningún síntoma y tener que tomar cinco, seis o más pastillas a diario –y no digamos ponerse insulina– como sucede con la mayoría de mis pacientes que tienen diabetes... y se encuentran perfectamente bien. Mis compañeros del Raval luchan cada día con colectivos paquistaníes, indios o subsaharianos –y probablemente otros– cuando estos pacientes, recuperados del síntoma que condicionó el tratamiento, abandonan todos los fármacos con absoluta naturalidad. Y, claro, no entienden por qué el médico se enfada.

A pesar de que, sin duda alguna, los factores personales y los sociales que he mencionado son muy importantes en el cumplimiento terapéutico, los médicos y los profesionales de la salud en general también tenemos una parte de la responsabilidad. En este sentido, la forma como se presenta la prescripción, y sobre todo la actitud que se adopta, son elementos muy determinantes del grado de cumplimiento. La prescripción debe ser clara, ordenada y lo más simple posible, asegurándonos de que los códigos escritos son comprendidos. En cuanto a la actitud, si el individuo se siente escuchado y comprendido, pondrá confianza en su médico y es mucho más probable que cumpla sus recomendaciones que si se siente juzgado o menospreciado. Y escuchar y comprender no significa, naturalmente, que se deba estar de acuerdo. Pero el desacuerdo nunca justifica la descalificación del contrario... que es lo que el médico hace con relativa frecuencia. Si bien es cierto que el paciente tiene el derecho a «portarse mal», no lo es menos que el médico tiene la obligación de persuadirlo para que «se porte bien» (el lector entenderá perfectamente que con las comillas queremos huir de cualquier juicio de valor).

El arte de la persuasión también se aprende, aunque se debe reconocer que hay gente que destaca en este aspecto. Es una verdadera lástima que los profesionales de la salud no usemos regularmente –como lo hacen muchos comerciales y vendedores– la grabación en vídeo para mejorar nuestras habilidades en este sentido. Una sonrisa de bienvenida, unos segundos de silencio iniciales, mirar a los ojos del paciente (¡y no a la pantalla del ordenador!), hablar con claridad y usar un tono de voz que transmita competencia, seguridad y afecto son algunos ingredientes básicos de la receta para hacer bien de médico. Que no significa solamente saber medicina (a treinta años del sistema MIR se debe dar por supuesto que todos los que ejercen, saben). Como nos decía el profesor Rozman en un seminario reciente: «Necesitamos no sólo buenos médicos, sino también médicos buenos».

Clases a pacientes

En nuestro medio, el cambio en la manera de ejercer la medicina se produjo en la década de los ochenta, en su inicio de forma tímida y, a mediados de la misma, con mucha más fuerza. Trataremos de explicar las razones y el procedimiento, sazonándolo con algunas anécdotas que ayuden a entenderlo.

En 1975 me habían elegido Jefe de Sección de Diabetes con sólo 28 años. Probablemente tenía algún mérito, pero de nuevo la razón más poderosa para el nombramiento era mi suerte proverbial. Si la plaza de adjunto la había ganado porque su titular original –Martí Hennenberg– había decidido quedarse en París haciendo investigación sobre el crecimiento, la de jefe de Sección la ganaba ahora porque el que la ejercía –el doctor Calvet Francès– se iba a dirigir la Fundación Sardà-Farriol, recién creada con un donativo multimillonario de este señor de Igualada.

Se podría decir que todo me venía de cara, pero no sería del todo justo. A diferencia de nuestros vecinos de planta o «endocrinólogos puros», a los de mi sección de diabetes nos caían consultas de todas partes, no sólo las externas y las de nuestros enfermos hospitalizados, sino también las de los otros servicios, especialmente los quirúrgicos. Es decir, que teníamos mucho trabajo. Hasta que un día me acordé de aquello de que «lo que hace falta no es dar pan, sino enseñar a hacerlo». Y empezamos a hacer cursillos en los diferentes servicios con la finalidad de que sus médicos adquirieran las habilidades necesarias para tratar la diabetes de los pacientes que tenían ingresados por otros motivos. ¡Y funcionó! Las consultas internas disminuyeron de forma muy importante o se hacían por teléfono, de médico responsable (ellos) a médico consultor (nosotros).

Esta formación fue bastante novedosa en aquella época. Todos sentados alrededor de una mesa, les proponíamos diferentes casos clínicos que debían discutir en grupos de tres o cuatro individuos y dar una o varias soluciones, que después volvíamos a analizar entre todos. No había lección teórica, sólo un resumen de las cosas básicas que hacía el «monitor» de la diabetes al final de la sesión y que daba por escrito. Negociando previamente con el jefe de servicio, solíamos lograr que él también viniera a las reuniones y alguna vez incluso se habían incorporado enfermeras.

Una vez resuelto este problema, y por cierto bastante bien, teníamos que abordar otro más complicado: conseguir que nuestra población diabética tuviera un nivel educativo satisfactorio. Todo el mundo estaba convencido de que esto era necesario, pero que fuera trabajo de los médicos… digamos que no todos eran partidarios. La única verdad universal era que nadie tenía la más remota idea de cómo hacerlo. Y, naturalmente, cuando no sabes cómo hacer una cosa, tiendes a hacerla de la misma manera que has visto hacerla en situaciones parecidas. ¿Enseñar diabetes decís? ¡Manos a la obra! Hileras de sillas, una tarima, una mesa para el profesor, una pizarra, tiza… y si puede ser un proyector de diapositivas. Es decir, como en la universidad o en el instituto. ¿Programa? Dos días a la semana de 9 a 12:30 horas, con un descanso de media hora. El primer día se trataban tres temas (más o menos una hora por tema) y el segundo tres más. Los bloques eran: *1)* Qué es la diabetes y tipos de diabetes, *2)* La dieta para los obesos, *3)* La dieta para los que toman insulina, *4)* Manipulación y ajuste de las dosis de insulina, *5)* Cómo prevenir y tratar la hipoglucemia (bajada de azúcar) y *6)* Las complicaciones de la enfermedad.

Los «alumnos» se reclutaban en las consultas, de modo que cuando el médico terminaba la visita daba un papel al paciente donde constaban las clases a las que él consideraba que se debía apuntar. Con estos datos, la secretaria organizaba las diferentes clases, procurando que no hubiera más de 10-12 personas en cada sesión. Pocas semanas después de esta iniciativa, las clases estaban llenas de enfermos, y los médicos –unos de buen grado, otros por fuerza– hacíamos turnos rotatorios para dar la lección.

Yo estaba orondo como un pavo real. Haber logrado desarrollar en un hospital de tercer grado un programa estructurado –y no aleatorio como hasta entonces– de educación de pacientes me entusiasmaba, porque era una vieja aspiración que me había costado muchos esfuerzos, además de vencer –no demasiadas veces convencer, debo reconocerlo– a muchas personas. Y entonces, en plena euforia de satisfacción, pasó lo que no habíamos previsto. Las tinieblas, el fracaso, la caída. Presten atención.

Alrededor del año 1980, en la Sección de Diabetes del Hospital Clínic de Barcelona, éramos ocho médicos, es decir, el jefe, dos adjuntos, dos residentes y tres asistentes que, además de hacer guardias, compartían tareas de responsabilidad con nosotros. Uno de ellos era Reynals, que después sería uno de mis grandes amigos y colaboraría en infinidad de programas de enseñanza a profesionales. Por entonces, Reynals llevaba pocos meses con nosotros y, un día a las once de la mañana, la hora de descanso, quiso salir del aula para descansar un poco. Había estado explicando la dieta y la insulina. Nos encontramos delante de la puerta del ascensor; él estaba sudado, cansado y lleno de polvo de tiza, que incluso le blanqueaba, ligeramente, las cejas. Había una anciana justo detrás de él y era evidente que le quería preguntar algo que no se había atrevido a plantear durante la clase. Antes de que la mujer le acosara le pregunté cómo le había ido. Me dijo que bien, que creía que lo habían entendido todo.

—Está bien —le digo yo—. ¿Y a usted, señora, en qué la podemos ayudar?

La mujer se dirigió rápidamente a Reynals y le soltó a bocajarro:

—Esto que ha explicado, doctor, ha estado muy bien, es interesante, me ha gustado, pero… a ver… ¿lo que hace referencia a la diabetes, cuándo empezará?

Nuestras actividades pedagógicas tienen, sin duda, un antes y un después de este día fatídico. En aquel momento, yo era muy susceptible al respecto y ni Reynals ni yo fuimos capaces de tomarnos con humor ese maravilloso torpedo. Queríamos creer que no habíamos entendido a la señora, pero ella insistía en preguntarnos cuándo empezaría la clase sobre la diabetes. Qué había entendido hasta entonces es un misterio que ni él ni yo nos atrevimos a descubrir. Años después, nos hemos reído con ganas explicando esta anécdota infinidad de veces en las clases de los cursos relacionados con educación o con comunicación. La lección no la olvidamos nunca. Gracias a ella, en el fondo de nuestra alma docente se grabó aquel maravilloso texto de Konrad Lorenz, que en relación con los mensajes comunicativos dice lo siguiente:

«Dicho no significa escuchado.
Escuchado no quiere decir entendido.
Entendido no es lo mismo que estar de acuerdo.
Estar de acuerdo no implica hacerlo.
Hacerlo no es lo mismo que mantenerlo».

Aquel mismo año llegó por correo una invitación curiosa. El profesor Jean Philippe Assal, coordinador del recientemente creado Diabetes Education Study Group, me invitaba a un curso en el hospital Cantonal de Ginebra. El programa trataba sobre educación de pacientes diabéticos, y me sorprendió –santa ingenuidad la mía– que los profesores no fueran todos médicos, sino que hubiera maestros, pedagogos y psicólogos. El programa preveía algunas lecciones, pero estaba lleno de talleres, trabajos en grupo y discusiones plenarias. También hablaba de sesiones con metaplan, que no teníamos ni idea de lo que era.

Acostumbrados a los congresos, en los que en general te saltas la mitad de las sesiones porque no te interesan, pensé que un poco de turismo por Ginebra no iría mal. Como me pagaban el kilometraje, no se me ocurrió una idea mejor que invitar a la fiesta a una dietista del servicio interesada en la diabetes y en la educación de pacientes. El primer día de la reunión, a las 9:04 horas, Rita y yo nos presentamos a la mesa de recepción. Había una secretaria muy formal y, sorprendentemente, nadie haciendo cola. La razón era muy simple: los treinta participantes estaban dentro del aula en el inicio de la primera sesión.

Todo el mundo –¡absolutamente todo el mundo!– se dio la vuelta para ver aquellos dos españolitos que se escabullían avergonzados por el fondo de la sala, buscando los dos únicos asientos libres que quedaban.

¡Eso era otra galaxia! Rita y yo alucinábamos. Estaban situados en semicírculo en tres hileras de sillas. El que mandaba estaba de pie, sin mesa ni tarima, y utilizaba grandes paneles donde iba pegando cartulinas de colores con textos –normalmente una palabra o un verbo– que le daban los asistentes. Después observaba atentamente todo aquel maremágnum e intentaba ordenarlo cambiando las cartulinas de lugar –pegadas en el corcho con alfileres–, cercándolas con rotuladores, añadiendo comentarios adicionales por escrito. Entonces abrió un turno de participación. Quien más, quien menos aportaba algún concepto; él tomaba nota, y escribía en cartulinas nuevas que añadía al montón existente. Finalmente, después de una sesión que me pareció interminable, dijo algo así como: «*Et bien, merci a tout le monde pour vôtre extraordinaire participation. Je vais essayer, après le break, de faire une synthèse de tout ce que vous avez dit en utilisant ce metaplan. Maintenant je vous propose un café á la salle du côté*».

Con el café en la mano, Rita y yo nos miramos consternados. ¿No se trataría de una secta? ¡Tres días enteros así! Escapar de allí era imposible. Si te ibas, tu asiento vacío te delataba. Además, ¿era posible que tuvieran las salidas vigiladas...? De todas formas, y bromas aparte, oías una vocecita muy suave que te decía: «Presta atención, muchacho, que aquí puede haber buen material». Y a fe que lo hubo. Aquel extraño «congreso» fue para mí el punto de partida de una forma de entender el ejercicio de la medicina muy diferente de cómo había sido hasta entonces. Escuchar a Assal y hablar con él personalmente fue como la caída del caballo de Santiago. O como un enamoramiento fulgurante. Como cuando crees que ya no encontrarás a la mujer de tu vida, has perdido la esperanza de conocer aquello que has idealizado tanto tiempo y… ¡zas!, se te aparece de pronto con una sonrisa pícara.

Lo que decía ese hombre sobre la dimensión psicológica y pedagógica del enfermo crónico, la necesidad de ponerse en su lugar, el rol compartido de médicos y enfermeras, tratar de entender antes que dar normas, diseñar objetivos modestos paso a paso, utilizar metodologías participativas, evaluar sistemáticamente, etc., eran cosas de un inmenso sentido común que yo había intuido hacía tiempo, pero que hasta entonces había sido incapaz de expresar de forma ordenada. Y, a pesar de que los buscaba, los cómplices que encontraba en esta filosofía –porque sería mentira decir que no encontré– eran de los que mandaban más bien poco y, por lo tanto, no podían ayudarme a crear un grupo con capacidad de ejercer cierta presión. Además, eran personas que me querían, lo que me hacía dudar de si el buen entendimiento era por complicidad intelectual o fruto de la clandestinidad afectiva. Un perfecto lío. Y aquel hombre que tenía delante no me quería, pero era cómplice, ¿qué estoy diciendo?, ¡era líder!, ¡era Dios!

Y como, después de la mala entrada, tenía muchas ganas de quedar bien con él, cuando se me sentó delante a la hora de comer no se me ocurrió otra cosa que preguntarle quién era la persona encargada directamente de la educación de pacientes a su servicio. Con cara de indignación me respondió.

–*¡Moi même, monsieur!*

Deslices como éste he tenido bastantes a lo largo de la vida. Como todo el mundo, me atrevería a decir: «El que tiene boca se equivoca», «El que no se arriesga no gana», y todas estas cosas. Pero con Assal –con quien hemos acabado siendo amigos–, las he hecho un poco gordas. Recuerdo dos más. En Helsinki llegué –¡por no mirar la agenda!– 24 horas tarde a una reunión del Executive Board del DESG (Grupo Europeo de Educación en Diabetes) del que, en 1995, él era presidente y yo vicepresidente. No hace falta decir que estaba furioso cuando me vio. Para rematarlo, tres años después –con motivo del Congreso Mundial de Diabetes en Barcelona–, invité a cenar a unos amigos a la terraza de mi casa y cuando, a las once y media de la noche, llegaron él, el doctor Pésac de Israel –el vicepresidente de entonces– y su mujer, que a esas horas salían de disfrutar de un concierto en el Palau de la Música, prácticamente no quedaba nada para comer en la mesa, de modo que debieron de irse con el hambre intacta. Mi mujer y yo salimos como pudimos de esta situación, es decir, mal. Cuando todos se habían ido, nos reíamos recordando aquel chiste tan viejo de un señor hambrón invitado a comer a una casa de aristócratas muy estirados, que ofrecen un menú de degustación con cantidades misérrimas. La señora de la casa, viendo que el pobre hombre busca las migas de pan por encima de la mesa, va y le pregunta:

–¿Tiene más hambre, señor Vidal?

–No, señora, gracias. Más hambre no, sólo la misma –responde él.

De regreso de Ginebra, no debieron cambiar demasiadas cosas en Barcelona, pero ya se había plantado la semilla y, sobre todo, el convencimiento de que en aquella galaxia no estábamos solos –aunque nuestros compañeros estuvieran muy lejos– y que íbamos por un camino pedregoso, pero un buen camino. Y, por suerte, en medio del roquedal apareció el gran Ignasi.

Le conocí en el Institut d'Estudis de la Salut, que entonces estaba en la avenida de Roma, a mediados de los años ochenta, en plena efervescencia de cursos. Se hacían cursos de todo y por todo. «Nosotros» –es decir, aquel grupo de inquietos que no estábamos satisfechos con nuestra metodología didáctica con los pacientes –pedíamos formación pedagógica y alguien –vete a saber si con la voluntad de sacársenos de encima– nos dirigió a Ignasi. Bastante alto, delgado, rubio, cabello largo, facciones agradables, modos educados. De aquellos chicos –ahora, quizá, lo llamaríamos un metrosexual– que gustaban a todas las mujeres, pero sobre todo a las granaditas, que se derretían con sólo mirarle.

Ignasi tenía una formación muy sólida en educación sanitaria –que a nosotros nos interesaba de pasada porque nos centrábamos mucho más en la educación de la población enferma, no la sana– y una imaginación y una capacidad creativa extraordinarias. Con él hicimos infinidad de cosas nuevas, como aprender a definir objetivos, construir una parrilla en educación sanitaria, identificar los vínculos, evaluar sistemáticamente la educación, trabajar en grupo, hacer *rol-play,* descubrir lo que era de verdad la formación integral y, lo mejor de todo, reírnos de nosotros mismos, los médicos.

Como es fácil de imaginar, un personaje así levanta pasiones... y no todas favorables. El odio que despertaba entre los funcionarios chupatintas y mediocres de la política sanitaria –entonces llevaban una camisa diferente de la que llevan ahora, pero por dentro yo creo que no se diferenciaban en nada significativo– era notable. Recuerdo a más de uno –me gustaría escribir el nombre, pero no me atrevo– a quien le subía la presión sólo con verlo. Hasta que, aburrido de la poca resonancia política de su trabajo, se fue a trabajar con Médicos Sin Fronteras. El amigo Ignasi –que a pesar de la cara de buen chico era un rompepelotas impenitente– acumuló en nuestra casa un montón de anécdotas. Explican que una vez le dieron unas horas dentro de un curso para hablar de la comunicación entre profesionales y pacientes. Los alumnos eran un grupo de médicos de hospital, digamos que poco proclives a salir de la visión convencional biomédica centrada más en la enfermedad que en la persona enferma. En el transcurso de la mañana, Ignasi trató de explicarles que las distancias –fundamentalmente de creencias y cultura– entre el paciente y el entorno médico son muy grandes, y que lo que a nosotros, los médicos, nos parece de una lógica elemental, para el paciente puede ser totalmente incomprensible. Insistía, el bueno de Ignasi, en que el ambiente desconocido, los instrumentos médicos, las batas blancas, los lenguajes esotéricos, etc., desconcertaban enormemente. Nada que hacer. El auditorio se cerraba con expresiones de tipo «No hay para tanto», «Los hospitales siempre han sido iguales», «Son ellos –los pacientes– los que se tienen que adaptar», etc. La mañana acabó mal. Ignasi se sentía fracasado porque no había conseguido modificar la actitud de los alumnos y consideraba, con toda razón, que si no se daban cuenta de esto difícilmente aprenderían técnicas para comunicarse mejor con sus pacientes. Les mandó a comer y les citó a las cuatro en esa misma aula.

A las cuatro el aula estaba cerrada. La gente fue llegando y esperando fuera. Pasaban los minutos y se miraban irritados los unos a los otros. «Qué falta de consideración tenernos aquí fuera de pie», etc. Con un cuarto de hora de retraso llegó Ignasi, serio, sin abrir boca. Llevaba una bolsa en la mano. Les hizo poner a todos en fila. Abrió la puerta y se puso de modo que todos tuvieran que pasar por delante de él. El aula estaba totalmente a oscuras. A medida que iban pasando les restregaba por la cara un tapón de corcho ahumado, de modo que todos quedaban más o menos enmascarados. Una vez dentro del aula, y a tientas, los médicos fueron comprobando que las paredes eran lisas, pero en medio del aula había grandes obstáculos. Todos se quedaban quietos donde podían. Una vez estuvieron todos dentro, Ignasi cerró la puerta y continuó en silencio. Después de unos minutos eternos en los que la irritación del grupo crecía por momentos, abrió la luz. La escena era delirante. En medio del aula un montón de mesas y sillas y a su alrededor un grupo de individuos con la cara enmascarada y una expresión de pocos amigos.

—¿Cómo os sentís? —preguntó Ignasi.

Se pueden imaginar fácilmente las respuestas:

«Indignado, esto es una tomadura de pelo, ridículo, grotesco, una estúpida pérdida de tiempo, pero tú qué te has creído, etc.»,

—¿Alguien se siente cómodo, digamos, normal? —preguntó el profesor.

Evidentemente nadie se sentía cómodo, la agresividad contenida era enorme.

—Pues así es exactamente como se sienten los enfermos cuando ingresan por primera vez en vuestros hospitales. Ahora, quien quiera continuar trabajando que se quede y ayude a arreglar las mesas, y a quien no le interese seguir, tiene la puerta abierta.

Si hace veinte años Cataluña hubiera tenido sólo media docena de ignasis… qué diferentes serían ahora muchas cosas.

En el mundo de la diabetes, el equivalente de Ignasi en Europa se llama Guido Ruffino. Guido nació en el Piamonte hace más de ochenta años y todavía ofrece seminarios, especialmente en el sur de Europa. En los años setenta era profesor de griego y latín en un instituto de Ginebra, y por las noches enseñaba a leer a inmigrantes en una escuela de adultos del Gobierno suizo. No sé cómo empezó la colaboración con Assal, pero cuando conocí a ambos la relación era muy estrecha, porque Guido era padrino del hijo de Jean Philippe. Guido era un profesor fijo en los míticos seminarios de Grimentz, que se llevaban a cabo todos los años durante una semana del mes de junio y a los que íbamos en peregrinación y recogimiento casi religioso un grupo de conversos catalanes; cabe decir que acudían más enfermeras, dietistas y psicólogos que médicos.

Guido es nuestro Sócrates particular. Se mueve por el aula como un actor en escena, modula la voz, gesticula cuando conviene, mira alternativamente a todo el mundo, busca la complicidad del auditorio con la mirada. Raramente afirma, sino que pregunta, sugiere en vez de asegurar, insinúa, nunca pontifica. Sin tapujos, Guido invita a pensar. Sorprendentemente, sus recursos técnicos didácticos son escasos, por no decir nulos. En esta época en que cualquier presentación en público por informal que sea no se concibe si no es con un Power Point o como mínimo un retroproyector, Guido aparece indefectiblemente con las manos en el bolsillo o como mucho con una libreta de espiral –que contiene algunas notas con su característica letra grande y recta– que le sirve de guía.

Una de sus últimas experiencias fue un seminario en Málaga con el lema «Yo y los diabéticos». Con la ayuda de la industria farmacéutica, invitó a profesionales italianos, portugueses y españoles para que discutiésemos nuestras vivencias personales en el ejercicio de la profesión. Cada uno hablaba con su lengua, estaba «prohibido» usar el inglés. Para hacerte entender, tenías que esforzarte a usar la comunicación no verbal y todos los trucos que pudieras imaginar para transmitir tu mensaje sin usar ninguna palabra que no fuera de tu propio idioma. Uno de los primeros ponentes era portugués. Hablaba despacio, vocalizaba (las vocales portuguesas son consagradas, si me permiten la irreverencia), usaba algún dibujo, miraba a los ojos, pero aún así mucha gente estaba totalmente perdida. A los cinco minutos, una italiana explotó: «*¡Porca miseria, non capisco absolutamente niente!*».

Todo el mundo se rió, pero Guido no cambió la regla del juego. Y puedo asegurar que el último día la comunicación era globalmente bastante fluida y el sentimiento de los participantes de absoluta euforia, al darnos cuenta de que nos entendíamos. Curiosamente, portugueses y catalanes éramos –con bastante diferencia sobre españoles e italianos– los que comprendíamos mejor las otras lenguas. La muestra era pequeña –unas veinte personas–, de modo que probablemente la explicación del hecho radica en las características personales de los participantes y no en su procedencia geográfica, pero no puedo evitar preguntarme si no se trata de un privilegio –más bien triste– de los pueblos que están colonizados o que lo han estado a lo largo de la historia.

Guido me ha enseñado infinidad de cosas y nunca podré agradecer lo suficiente el hecho de haberle conocido. Una de las más importantes fue mostrarme dónde está la estatua de Jean Jacques Rousseau en Ginebra, y enseñarme que no está de más ir a saludarlo cada vez que se visita la ciudad. A mí me gustaría pedirle al amigo Jean Jacques que, en relación con la locura de la docencia, haga como Dios con mi hambre, «que me la conserve, pero que no me la aumente».

Con Assal, Guido, Ignasi y otros de quien hablaré más adelante, creo que aprendimos a dar clases a los pacientes, tanto en las entrevistas individuales o con familiares como en las clases de grupo. Que yo sepa, nunca más nadie ha vuelto a preguntar cuándo empezaba la clase de los diabéticos. Todos los que nos hemos reunido alrededor de programas de formación en esta disciplina hemos aprendido a diseñar y desarrollar adecuadamente una entrevista o una clase. El grave peligro de ahora es la rutina. Y es que cuando una cosa te sale bien, cuesta mucho decidir ensayar nuevas estrategias y cambiar de método por el placer de investigar. Todo el mundo se resiste a cambiar, y los maestros no son una excepción. Pero lo que está claro es que si se quiere seguir progresando en pedagogía hay que dudar de todo lo que se está haciendo y atreverse a cambiarlo todo y volver a empezar. En tres palabras, hacer de Ignasi.

Aunque sea una paradoja, no acostumbro a dar muchas clases a grupos de pacientes, porque nuestra estructura asistencial favorece más la enseñanza individual que la de grupo. De todas formas, de vez en cuando, reunimos a algunas personas que tienen un objetivo común –por ejemplo, mejorar su habilidad en la manipulación de una bomba de insulina–, y por lo menos una vez al año hacemos una sesión de toda una tarde en la que se tratan varios aspectos de la enfermedad y se invita a un conferenciante foráneo para clausurar el acto. Dar clases a «tus» pacientes es una sensación extremamente cómoda. Puedes dirigirte a todos los alumnos por su nombre, sabes que te tratarán con deferencia y muy raramente saldrán preguntas que no hayas podido prever. Nada de todo esto pasó en una clase –la más insólita de las que he hecho a pacientes– que hice en Quito, la capital de Ecuador, en 1989. El Servicio de Endocrinología del hospital universitario de la ciudad me había invitado a dar dos conferencias, una en un congreso nacional y otra en la universidad. A pesar de que venía de un periplo bastante largo y ya empezaba a estar cansado, estaba tranquilo porque las conferencias habían sido convenientemente preparadas e ilustradas con sus correspondientes diapositivas, como era usual en aquella época. La sorpresa apareció cuando durante la comida de bienvenida me mostraron un periódico de la ciudad en el que se anunciaba para aquella tarde una conferencia del «eminente profesor español de Barcelona» en la asociación de diabéticos de Quito. Los organizadores esperaban que esto me complaciera especialmente y no entendían por qué me había enojado tanto. Yo les decía que aquello no serviría para nada, que la enseñanza se debe hacer desde el servicio asistencial, no como una cosa añadida, que además yo no sabía las costumbres ni los tratamientos que recibían, etc. Todo aquello era verdad, pero también lo era que tenía un miedo inmenso a hacer el ridículo y me torturaba el pánico escénico. Me miraban desolados. Aparte de no entender en absoluto mi reacción, les preocupaba qué tendrían que hacer con las más de cien personas que esperaban ansiosas aquella noche. Imploraban mi asentimiento con la mirada. Les acusé de chantaje, pero acabé cediendo.

El aula estaba en un cuarto piso sin ascensor. A 3.000 metros de altura sobre el nivel del mar, esto quiere decir llegar arriba resoplando como una máquina de tren, mientras los otros –que tienen un hematocrito diez puntos más alto que el tuyo– te miran burlones. Entré en el aula. Estaba a reventar de gente, casi todos de facciones indias. Se pusieron en pie para aplaudirme. ¡Dios mío, qué tragedia! Cada vez me sentía peor, quería huir. Hacía fresco, pero sudaba debajo de la americana. Una vez hecha mi presentación por parte de algún jerarca local, les dije la verdad. Les aseguré que mi clase les serviría de muy poco, en cualquier caso mucho menos que la que les pudiera dar un médico o una enfermera de su centro, que ellos conocían mucho mejor cuáles eran sus necesidades y... de pronto se me encendió la bombilla. Lo que tenía que hacer era guardar en el bolsillo el guión que había preparado a toda prisa un rato antes y, cogiendo la tiza, escribir en la pizarra las cosas que ellos me dijeran, lo que más les interesaba saber. Les expuse esta idea y les pedí que me ayudaran. Se esperaban cualquier cosa menos ésta. Hubo unos eternos segundos de silencio durante los cuales noté el latido todavía acelerado de mi corazón. Por fin, y por suerte, se empezaron a alzar manos. ¡Una, dos, tres, salvado!

La lista crecía deprisa. A los diez minutos dije que ya tenía suficientes, agrupé las preguntas y empecé a responderlas procurando que todo tuviera un hilo argumental más o menos lógico. Supongo que deberían pensar que de «eminente profesor» más bien poco. Como sucede muchas veces, el que más pregunta es el que menos lo necesita, y, a menudo, ya sabe la respuesta, pero le gusta confirmar sus conocimientos. La clase no pasará a la historia de la pedagogía, pero yo salvé los muebles y fui a cenar muerto de hambre y totalmente liberado.

La tesis

Con bastante tozudez y no pocos berrinches con los poderes establecidos, pero también con el firme convencimiento de que la corriente histórica iba a favor nuestro, la enseñanza a los pacientes diabéticos se asentó, progresivamente, en las actividades de los servicios hospitalarios en el curso de la década de los años ochenta, sobre todo durante la segunda mitad. Y muy poco después lo haría a nivel de asistencia primaria que, según muchos, es el lugar que le corresponde por naturaleza (a mí, personalmente, me parece una distinción perversa, porque no es menos Medicina aquella que se practica en un hospital como la que se ejerce en un centro de asistencia primaria y, por lo tanto, si estamos hablando de Medicina en ambos casos, tenemos que considerar que la pedagogía médica se debe ejercer igualmente en los dos ámbitos).

La educación de pacientes está actualmente incorporada de lleno a las actividades asistenciales de casi todos los centros que tratan a diabéticos –y pacientes crónicos en general– en Cataluña y en toda España. Es cierto que hay deficiencias y que, a menudo, un folletón o un librito sustituyen una buena clase, en vez de complementarla, que es lo que se debería hacer. También es verdad que la actividad todavía está presidida por la buena voluntad, y no siempre la profesionalidad está presente. También cabe reconocer que, en algunos lugares, el grado de integrismo (antes las llamaban «enfermeras soviéticas»; más tarde, «talibanas») de algunos profesionales está muy lejos de la liberalidad que se exige para hacer bien este trabajo. Y, finalmente, hay que aceptar que la inmensa parte de la responsabilidad recae sobre los profesionales de enfermería, mientras que la implicación de los médicos es baja, ya que aducen que «las enfermeras lo hacen mejor», lo que es, en general, cierto. El riesgo es que –si no hay una buena comunicación– se pueden producir contradicciones entre la ciencia (el médico) y la cura (la enfermera). Pero la función de este libro no es arreglar la sanidad del país, que para esto ya tenemos ilustres políticos y políticas, de modo que haremos un *dribbling* seco al discurso y explicaremos algunos chismorreos de mi tesis doctoral, no sin dejar de recordarles –porque si no, reviento– que tener la tesis es una condición absolutamente necesaria para la carrera académica, pero que de ningún modo es una condición suficiente. Efectivamente faltan otras que, curiosamente y contra lo que la ingenuidad del lector pueda hacerle creer, no son ni la capacidad docente ni los conocimientos sobre la materia, sino fundamentalmente haber publicado artículos científicos –cuanto más próximos a la investigación básica mejor– y caer en gracia a las personas adecuadas.

Umberto Eco tiene un librito titulado *Cómo se hace una tesis,* actualmente agotado. Éste empieza con una idea maravillosa al afirmar que la tesis debe ser como el cerdo, es decir, que se debe aprovechar todo. Da consejos bastante interesantes, pero, desgraciadamente, no los pude aprovechar demasiado, porque el libro cayó en mis manos cuando ya tenía el trabajo muy avanzado. Tres ideas me quedaron: la primera, la del cerdo, es decir, que no tenía que haber relleno; mejor poco y consistente que muchas páginas llenas de hojarasca. La segunda, que tenía que explicar no sólo hechos y conclusiones frías, o sea «científicas», sino reflexiones e interpretaciones personales, es decir, que –según Eco– los escritores de tesis deben ser como los novelistas, necesitan un mínimo de experiencia personal para tener cosas que decir y no hablar por boca de otros. Esto ya me iba bien, porque a mis 39 años yo era como aquellos niños que, por razones de enfermedad o lo que sea, hacen la comunión mucho más mayores que sus compañeros, y son unos grandullones con vello en las piernas mientras que los otros parecen salidos del parvulario. (Actualmente la tesis se lee poco después de acabar la residencia de Medicina, es decir, con cinco o seis años de licenciatura, entre otras cosas porque es un mérito muy importante para conseguir una plaza de médico adjunto. Cuando yo la leí hacía diez años que era jefe de sección, circunstancia que ahora sería totalmente aberrante). Y la tercera, y la más importante, que escribiendo la tesis te lo tenías que pasar bien, tenías que disfrutar. Y esta idea me gustó mucho porque, en el año 1986, cuando me puse a escribir, ya empezaba a darme cuenta de que, al fin y al cabo, de la tesis no sacaría nada más que la satisfacción personal, como así ha sido en realidad.

Mi tesis era muy modesta, científicamente hablando, incluso justita. Pero con ella me pasaba lo mismo que lo que te sucede con un alumno que no es intelectualmente brillante, pero que le quieres tanto o más que a los otros por lo que te ha costado hacerle progresar, y sobre todo porque es bueno.

La tesis era un trabajo retrospectivo que revisaba diferentes aspectos de la pequeña historia de nuestros esfuerzos en educación de pacientes de los últimos cinco años, desde la comparación de diferentes métodos educativos, pasando por la evaluación y terminando con un estudio psicológico de cómo mi propio grupo asumía la responsabilidad de educar a pacientes. Lo que tenía de bueno la tesis era, sobre todo, el hecho de ser un tema original. *Papel de la educación de pacientes en la atención médica diabetológica* era un título absolutamente insólito, en medio de una lista de temas exclusivamente biológicos –ni tan solo clínicos convencionales–, que es en lo que se han convertido desde hace muchos años las tesis de Medicina.

Cuando la tuve terminada y ya estaba en condiciones de constituir el tribunal que la tenía que juzgar, telefoneé al profesor Rozman para preguntarle si quería presidirlo. Se quedó un poco sorprendido de que aún no tuviera el título de doctor. Cuando le dije de qué trataba, se lo tuve que repetir dos veces. Luego me dijo:

–Ya sabes que yo te aprecio mucho, Dani, de modo que no te querría hacer pasar un mal rato cuando la presentes. Antes de decirte que acepto, házmela llegar y la leeré. Si me parece que está bien te diré que sí y, si creo que no es una buena tesis, te daré una excusa para no estar en el tribunal.

Una vez más, gracias, Ciril Rozman, por tratarme tan bien.

El día de la lectura estaba nervioso como un flan. La presentación estaba muy bien estructurada –sobre esto habíamos aprendido bastante, e Ignasi me dio buenos consejos para esta ocasión–, e incluso tenía previsto poner algún fragmento de música (ahora me gustaría mucho recordar cuál, pero soy incapaz). Además, mi amigo Antoni Moya de Imatge Mèdica me había preparado unas secuencias de vídeo para ilustrar cómo eran las clases a pacientes y también para enseñar un poco el material didáctico que, pienso que con más buena voluntad que acierto, habíamos producido. Pero a pesar de toda esta parafernalia, yo estaba en un rincón de la sala, tieso como la mojama, con la mano derecha en el bolsillo, hablando con voz monótona, incapaz de gesticular o moverme y con la sensación de tener el corazón en la boca.

El pescado era fresco, la bandeja estaba bien arreglada, la parada estaba limpia y bien iluminada, pero la pescadera no era nada convincente y corría el riesgo de no venderlo bien. Por suerte, mis clientes eran muy fieles y, a pesar de mi indiscutible mal día, me lo compraron todo. Una vez hecha la exposición de cuarenta minutos, y después de los diez minutos reglamentarios de deliberaciones a puerta cerrada, me dieron un *cum laude* por unanimidad, que me emocionó. Un regalo suplementario al terminar el acto me lo ofreció el catedrático de Psiquiatría, el profesor Ballús, al decirme:

—Es la primera vez que no me aburro en un tribunal de tesis y, además, he podido escuchar un poco de buena música. Muchas gracias, sobre todo porque creo que no me volverá a pasar nunca más.

Probablemente tenía razón. Pocas personas en la Facultad de Medicina creían hace veinte años, y siguen creyendo ahora, que en una conferencia, la forma es tan importante como el fondo. Y que un conferenciante —que no debe de olvidar que tendrá el privilegio y la responsabilidad de retener la atención de todo un auditorio muchos minutos— tiene el deber de hacer su presentación agradable, además de decir cosas de calidad, evidentemente.

LOS QUE NO HICIMOS LA MILI

El año 1969 fue un gran año. En el mes de junio aprobaba doce de las trece asignaturas que tenían el quinto y sexto cursos de Medicina –que hice en un año por razones que a continuación explicaré–, y en septiembre la que se me resistió, una maldita «Quirúrgica III». Con la licenciatura en la mano, abordaba dos cuestiones fundamentales para lo que quedaba de año: no hacer enojar a los militares españoles y casarme. Esto último fue fácil, el 20 de diciembre, después de algunas pequeñas negociaciones que ahora no vienen al caso, pero la cuestión de la *mili* era más complicada.

Los universitarios teníamos el supuesto privilegio de hacer milicias, que consistían en campamentos de unos tres meses durante tres años seguidos, aprovechando las vacaciones de los cursos académicos. Para acceder allí, se debían pasar unas pruebas físicas y, naturalmente, no tener ningún antecedente de desafección al régimen político de la época, es decir, al franquismo. Es posible que, con mucho esfuerzo, las pruebas físicas las hubiera superado, pero el sentido común me decía que no valía la pena intentarlo porque –a pesar de no haber sido un revolucionario destacado– los cargos que había ejercido dentro del Sindicato Democrático de Estudiantes me conferían méritos suficientes para que no me quisieran en milicias.

El 22 de septiembre me convocaron en la caja de reclutamiento de Barcelona para ir a hacer la *mili*, concretamente en el campamento de Sant Climent Sescebes, en el Alt Empordà. Nos pusieron en una larga fila, nos dijeron que nos darían una cosa que ellos llamaban el «petate» y mientras hacíamos cola, un señor vestido de militar iba pasando por delante de cada uno de nosotros, nos preguntaba algo que los demás no podíamos oír y aguzaba el oído. Después, nos daba un empujón y nos colocaba de nuevo en la fila, o bien nos separaba del resto. Todo el proceso, evidentemente, con mala cara. Finalmente me tocó a mí. La pregunta clave era:

—¿Tiene algo que alegar que en su día no lo hubiera hecho?

Y pegó su oreja a mi boca. Me temblaban las piernas y me salió un hilillo de voz, pero ¡me entendió!

—¿Dice que ha tenido un ataque epiléptico hace un mes?

—Sí, señor.

—Póngase con estos tres reclutas y luego les daré instrucciones.

Me notaba el corazón en la boca, me preguntaba «por qué coño te has metido en este lío», cogía bien fuerte mi electroencefalograma y me parece que incluso rezaba. Veinte minutos más tarde, mientras los de la fila ya se habían ido no sé dónde, yo entraba en el despacho del médico capitán.

—¿Y a usted qué le pasa?

—Tengo epilepsia.

—¿No será médico?

—Sí, señor...

—¡Vaya hombre, otro médico epiléptico! Tenemos epidemia hoy. Vale, vale, tenga este volante y preséntese mañana a las nueve en el Hospital Militar.

Y me fui a casa a comer, mientras al grupo de los reclutas le daban las instrucciones pertinentes para coger el tren aquella misma tarde.

Mientras comíamos, mi padre no me dirigió la palabra. Y no porque le pareciera mal lo que yo hacía, sino porque su miedo a los militares era total, absoluto —era de la quinta del biberón, había pasado por un campo de concentración de los «nacionales» y había hecho la *mili* en África—, y el pobre hombre estaba bloqueado y, terriblemente, angustiado al pensar lo que me podía pasar.

Al día siguiente, por la mañana, la entrada en el Hospital Militar fue un trámite fácil. Me ingresaron en neuropsiquiatría, una sala limpia y espaciosa, con una veintena de camas, de las cuales más de la mitad estaban vacías. Las otras estaban ocupadas por chicos vestidos de civil y que hacían la misma pinta que yo de gozar de una salud espléndida. El primer ataque de pánico —sufriría otros durante aquellos días— sobrevino cuando me di cuenta de que de mis compañeros de sala, todos menos dos eran conocidos de la Facultad. Era comprensible la exclamación del médico capitán de la caja de reclutamiento. Los dos que no conocía eran un panadero —que sufrió un ataque epiléptico durante su estancia, que atendimos como pudimos mis compañeros y yo— y el que años después sería un excelente profesor de Filosofía de la Universidad de Barcelona, Ramon P. A.

Si no hubiera sido por el miedo, el ambiente en el hospital era bastante agradable, como mínimo, no era nada militar. Había unos jardines espaciosos para pasear y leer, se comía mucho (¡las comidas tenían cinco platos!) y bien, y las monjas —que eran indudablemente las que mandaban— lo tenían todo muy bien ordenado. Una de ellas nos hacía cantar cada día por la noche antes de cenar, ensayando para la misa del domingo. De las diferentes canciones, una se convirtió en nuestro lema. Decía así: *«Qué alegría cuando me dijeron vamos a la casa del Señor, ya están pisando nuestros pies tus umbrales Jerusalén...»*. Todavía ahora, cuando me levanto contento por la mañana la canto a mis nietos —antes lo hacía a mis hijos–, que me miran como si el abuelo hubiera perdido el juicio.

La asociación entre estudiar Medicina y tener epilepsia era clásica en Cataluña en el último tercio del siglo XX y, de hecho, duró hasta que el servicio militar dejó de ser obligatorio. Esta curiosa asociación estadística ha sido motivo de varias investigaciones epidemiológicas y las razones aún no están del todo claras, porque los expertos no se ponen totalmente de acuerdo. A pesar de todo, una de las hipótesis más plausibles es que los estudiantes de Medicina, por un lado, no son especialmente partidarios de coger fusiles y, del otro, que neuróticos por naturaleza como son, siempre se están haciendo pruebas. Y resulta que un porcentaje nada despreciable de la población general tiene alteraciones electroencefalográficas, a veces perfectamente compatibles con diagnósticos de *«petit mal»* o incluso *«grand mal»* (son variantes de la enfermedad), como era mi caso. Por lo tanto, si uno era el afortunado poseedor de una alteración en el trazado de estas características, de lo que se trataba era de referir una historia clínica que fuera compatible, básicamente crisis mayores con convulsiones, pérdida de esfínteres, mordedura de lengua, o bien ausencias repetidas.

Todo esto parece fácil, pero no lo era tanto. El médico teniente coronel responsable de la neuropsiquiatría del hospital –que era quien en última instancia tenía que presentar la propuesta de inutilidad ante el tribunal médico– se llamaba Ruiz de Ogara, y solamente su mirada ya era capaz de provocar pérdida de esfínteres. Tratar de explicarle que meses atrás había tenido un par de crisis y que estaba en tratamiento con tres comprimidos diarios de Neosidantoina fue un espléndido ejercicio de trabalenguas, que terminó bruscamente cuando el hombre –sin alzar la mirada de los papeles que tenía delante– me dijo:

–Bueno, veremos.

Porque estaba claro que el electroencefalograma que llevaba no valía, y que era necesario que lo repitieran ellos. Y entonces empezaba una especie de cuenta atrás muy angustiante, porque para nosotros, los entonces pacientes, era fundamental saber cuándo nos avisaría la monja para hacernos la prueba y de este modo tratar de potenciar las alteraciones eléctricas a base de no dormir, beber alcohol, tomar anfetaminas, etc. Quien más quien menos debía llevar alguna centramina Miquel en el bolsillo y los más osados, como Albert, llevaban ginebra dentro del frasco de colonia.

Con absoluta desesperación por mi parte, un domingo, después de la siesta, sor Engracia me llamó desde en medio del pasillo:

–¡Usted, el de la cama 12! ¡Venga que le haré el electro!

Salvo una leve y disimulada hiperventilación durante la prueba, no disponía de ningún recurso más para tratar de aumentar la irritabilidad de mis neuronas cerebrales. Pero los dioses –que, con algunas excepciones lamentables, también son antimilitaristas– se debieron apiadar de mí, porque pocos días después el teniente coronel médico llenó un formulario para el tribunal médico con una propuesta a mi nombre de «Inútil Todo Servicio». Y después de tres semanas mal contadas, ya tenía la mili superada. No hace falta que diga que escuché la sentencia del tribunal con cara de circunstancias, y que el papel que me dieron al salir hace compañía a la papeleta de examen de primero de Medicina firmada por los *jazzmen* del Jamboree de la plaza Reial.

El lector tiene todo el derecho a pedirme qué tienen que ver estas aventuras con el título del libro, pero si me lo permite y tiene la paciencia de seguir leyéndome, trataré de explicárselo. Esta historia del Hospital Militar fue, fundamentalmente, un ejercicio de aprendizaje, en el que –con una dosis notable de osadía, hay que reconocerlo– se confirmó la sentencia de un amigo nuestro que desde hacía tiempo aseguraba a quien quería escucharle que «el

que hace la mili es porque quiere». El reto era que la enfermedad que explicaras fuera creíble y que, si las cosas iban de mal en
peor, fuera una palabra contra la otra, por lo tanto, nunca se tenían que presentar pruebas falsas, porque ser un simulador era,
positivamente, un delito y, además, a nadie le gusta que le enga-
ñen, y menos a los militares.

La clave para que las cosas fueran bien era, por un lado, tener
una historia clínica bien trabajada y, por el otro, aportar pruebas
propias convenientemente preparadas (por ejemplo, tomando alguna sustancia antes del análisis, no estando en ayunas, etc.), las
cuales —y esto era fundamental— o bien no las podían repetir en el
Hospital Militar (los recursos diagnósticos que tenían eran bastante limitados), o bien, si lo hacían, se debían poder alterar fácilmente. Entrar en detalles técnicos sería aburrido para el lector, pero durante algunos años un amplio grupo de amigos y conocidos
se beneficiaron de las recomendaciones de algunos «expertos» como yo, que nos especializamos en la divertida actividad de conseguir declaraciones de inutilidad para el Ejército Español con diagnósticos tan variados como diabetes, enfermedad de Addison,
enfermedad de Bassedow, hipotiroidismo, hiperparatiroidismo y,
naturalmente, algún otro caso de epilepsia genuina. Confieso que
nunca he tenido alumnos tan hambrientos de conocimientos. En
pocas sesiones, absolutamente todos —arquitectos, ingenieros, futuros editores, meritorios de La Caixa y algún vago (porque había
de todo en esta galería de personajes)— eran capaces de explicar
una historia clínica absolutamente convincente, saber los detalles
de todas las pruebas que les podían hacer y cómo modificarlas...
cuando se podía, evidentemente. En estas «clases», la empatía —es
decir, la capacidad de ponerse en su lugar— del profesor hacia el
alumno era absoluta. Es evidente que nadie mejor que yo podía
entender el miedo de mis estudiantes ante el «examen oral» que

tenían que superar –porque en éste se lo jugaban todo a una carta, no había repesca en septiembre–.

Mi inmensa satisfacción como maestro es que todos, absolutamente todos –y no hubo menos de una docena– pasaron el examen, es decir, que fueron declarados inútiles totales. Cabe decir que en los últimos casos, estábamos (hablo en plural porque una vez liberados algunos exreclutas se sumaban al comité) tan convencidos de que lo conseguiríamos que –como en el circo– nos hacía ilusión experimentar eso de lo «más difícil todavía», o sea que en las discusiones preliminares nos inventábamos diagnósticos cada vez más extraños. El pobre candidato nos miraba consternado y preguntaba:

–¿Estáis seguros de que con algo más sencillo no pasaríamos?

Ahora pienso que pocas cosas como ésta me han hecho disfrutar tanto en la vida. Espero que si algún militar lee este libro tenga suficiente sentido del humor. Es evidente que, siendo muy poco probable el segundo supuesto –es decir, que tenga sentido del humor– es más posible el primero –que lea libros como éste–. Pienso, por lo tanto, que puedo estar razonablemente tranquilo.

Las clases a los estudiantes de Medicina

Di clases desde 1979 hasta 1990 en calidad de profesor asociado al Departamento de Medicina. Allí enseñé sólo mi especialidad, Endocrinología, aunque en los últimos años me dediqué a la diabetes, que explicaba yo solo con la colaboración ocasional y totalmente desinteresada de algunos compañeros. En todo el año académico eran 70-80 horas de clase propiamente dicha, que se concentraban en dos o tres meses como máximo. El sueldo era pequeño (en 1990, unos tres mil euros al año), pero, teniendo en cuenta las horas trabajadas, se puede decir que estaba muy bien pagado.

De los tres trabajos que se supone que tiene que hacer un médico de hospital –asistencia, docencia e investigación–, la docencia es la que en general gusta menos. La joya de la corona es sin duda alguna la investigación, por razones que ya trataba de explicar en el capítulo de la tesis. Efectivamente, la investigación es la única actividad de las tres que –además de acrecentar la vanidad– engorda el currículum vítae y, por lo tanto, abre puertas a trabajos de más responsabilidad y mejor pagados. El trabajo hecho en el campo de la asistencia o de la enseñanza es del todo irrelevante y no sirve para mejorar el contrato de un médico en un hospital público y, de hecho, ya hace muchos años que a nadie se le ocurre hacerlo constar en el currículo. Sólo cuenta cuántos trabajos se han escrito y sobre todo en qué revista se han publicado. Es decir, que se mide la capacidad para hacer de médico –que significa curar enfermos, y es por lo que te pagan– mediante la calidad de la investigación. Sería como si, para contratar a un jugador de fútbol, el *manager* del equipo se fijara más en sus conocimientos de teoría futbolística, pongamos por caso, que en su capacidad para *driblar* o en su potencia para chutar.

La asistencia va en segundo lugar, a notable distancia de la investigación. La expresión «ir a galeras» referida al hecho de ir a hacer dispensario, era usual en mi época. Efectivamente, el paciente de dispensario suele ser científicamente poco atractivo –a diferencia del que está ingresado–, lo que explica es, con frecuencia, muy parecido a lo que refieren otros y, para más inri, en muchas especialidades como la nuestra, no se cura, es decir, que nunca se le puede dar el alta. O sea que el trabajo puede ser ciertamente monótono y, si además no tiene el placer académico del diagnóstico de entidades nuevas, puede llegar ser muy pesado para unas personas que han sido fundamentalmente formadas en la medicina aguda (la paradoja es extraordinaria, porque el 90 % de las personas que consultan al médico lo hacen por problemas crónicos). El contrapunto a todo esto es que atender a los enfermos es, en última instancia, la responsabilidad del médico –le guste más o menos–, y debe hacerle frente por un indiscutible sentido del deber y porque existe la posibilidad –ciertamente baja para ser honestos– de recibir alguna reclamación si el cliente no se siente bien atendido.

La docencia es sin duda alguna la cenicienta del trío. Si se hace bien, se ganará el afecto y la gratitud de los estudiantes, si se hace de forma rutinaria o mal, nadie se dará cuenta. En el límite de la paradoja, lo que cuenta en el currículum es «ser profesor» (titular, adjunto o lo que sea), no la cantidad de clases hechas y no digamos haberlas hecho bien o mal, a gusto o a disgusto de los alumnos. Si ir a hacer dispensario era «ir a galeras», ir a clase era «ir a soportar aquella panda de c...». ¿Exagero? Probablemente un poco, pero no en exceso.

Es cierto que, de forma espontánea, enseñamos del modo en el que hemos sido enseñados. Por lo tanto, siguiendo su evolución espontánea, lo que el médico clínico hará a la hora de dar clases será repasar bien la enfermedad que debe explicar, hacerse un esquema en un par de cuartillas, buscar las imágenes pertinentes y, con la ayuda de un proyector antes y de un PC conectado a vídeo ahora, mostrarlas a los alumnos. A su vez, los estudiantes –que serán examinados por el mismo individuo que les da la clase– tomarán apuntes como tontos sin levantar apenas la cabeza del papel, porque si les muestras una imagen, mientras la miran no pueden escribir y pierden el hilo. ¿Exagero? Ahora sí que no, lo prometo. Más adelante lo demostraré con algún testimonio aterrador.

En esta línea de enseñanza –cuya eficacia me parece muy cuestionable, aunque ahora no es éste el tema–, el buen profesor es aquel que al empezar la clase da el esquema de la lección del día, habla de forma relativamente pausada para permitir tomar apuntes, por la misma razón calla cuando muestra imágenes, repite los puntos más importantes del tema, hace un resumen final de lo más significativo, vocaliza bien, modula la voz, estructura bien el contenido de lo que explica, alcanza con la mirada a todo el auditorio (y no se dirige sólo a la primera fila), etc. Y si además de todo esto se presenta a sí mismo el primer día de clase y es puntual cada día al empezar y al terminar, entonces ya es algo de lo más excepcional.

A finales de la década de 1970 y principios de la de 1980, un servidor procuraba hacer todo esto cuando daba clase y tenía la sensación de que gustaba bastante a la parroquia. Nadie me había enseñado a enseñar, de modo que hacía aquello que intuitivamente me parecía mejor y, debo reconocer, también copiaba aquello que había visto hacer a los que consideraba mis mejores maestros. No podía llevar enfermos a clase –como hacía el profesor Máximo Soriano cuando yo era estudiante–, pero sí podía leer una historia clínica y pedir la opinión de los alumnos, invitándoles a participar… probablemente por primera vez en la carrera. El día que decidí empezar a hacer esto, fue un desastre. Nadie abría la boca, todos miraban al suelo o a la ventana por miedo a que su mirada se cruzara con la mía. Al día siguiente, las primeras filas estaban vacías... por si acaso el condenado del profesor sigue preguntando. Pero aquel día me salvó la columna de Josep Maria Espinàs, que entonces escribía en el diario *Avui*. Siguiendo a Horacio, el autor hacía una excelente reflexión sobre la importancia de equivocarse porque –decía– «sin la posibilidad del error no existe la satisfacción del acierto». De modo que empecé la clase leyendo el periódico. No sé si Espinàs les convenció, o si les dio pena mi ingenuidad, pero el hecho es que primero tímidamente y luego de forma abierta, chicos y chicas empezaron a opinar si aquel paciente necesitaba o no insulina y a dar argumentos a favor y en contra y, ¡sobre todo!, a hacerse preguntas en voz alta. Salí del aula tan henchido de satisfacción que apenas pasaba por la puerta.

En esta misma época, la Facultad de Medicina tenía establecidos cinco grupos en quinto de carrera, uno de ellos era de catalán y los otros no hace falta decir de qué idioma, evidentemente no eran de inglés. La Constitución ya estaba aprobada y el Estatuto de Autonomía de Cataluña lo acababa de ser, de modo que me parecía absolutamente obvio que a partir de aquellos momentos todos los grupos pudieran ser perfectamente en catalán, ya que estaba bien establecido el derecho de cada ciudadano a expresarse en la lengua que quisiera.

Yo sabía que ponerme a hablar en catalán a un grupo que se llamaba «de castellano» y que había recibido la enseñanza en este idioma desde el primer día no sería una tarea fácil, y estuve dándole muchas vueltas al asunto antes de decidirme, sobre todo tratando de prever cuáles podían ser las reacciones y qué estaba yo en condiciones de hacer, o en otras palabras, hasta dónde estaba dispuesto a llegar. Finalmente, el lunes, al empezar mis clases, me dije a mí mismo que el mundo no es de los cobardes y, con una taquicardia de elefante, empecé a hablar:

«Bon dia a tothom, el meu nom és Figuerola i seré el vostre professor d'Endocrinologia cada dia de 12 a 1 durant les properes sis setmanes. El meu objectiu amb vosaltres és que aprengueu les entitats clíniques més rellevants i que intentem entre tots veure «persones amb malalties», no malalties en abstracte. Per aconseguir això he pensat fer... Finalment, vull dir-vos que m'agradaria molt que les classes fossin interactives i que, per tant, estaré encantat que m'interrompeu sempre que us calgui. És a dir que... algú vol fer ara mateix alguna pregunta o algun comentari?».[1]

En medio de un silencio insólito en un aula universitaria –a mí me parecía que oirían el latido de mi corazón– se oyó una voz de chico que dijo:

---

[1] Buenos días a todo el mundo, mi nombre es Figuerola y seré vuestro profesor de Endocrinología cada día de 12 a 1 horas durante las próximas seis semanas. Mi objetivo es que aprendáis las entidades clínicas más relevantes y que tratemos entre todos de ver «personas con enfermedades», no enfermedades en abstracto. Para conseguir esto he pensado hacer... Finalmente, quiero deciros que me gustaría mucho que las clases fueran interactivas y que por tanto estaré encantado de que me interrumpáis siempre que lo consideréis oportuno. ¿Es decir... alguien quiere hacer ahora alguna pregunta o algún comentario?

–Doctor, probablemente usted no sabe que este grupo es de castellano...

–*(Ay madre)*. Sí, lo sé. Pero yo haré la clase en catalán. Hablaré despacio, haré todas las aclaraciones que me pidáis. Si alguno de vosotros es extranjero y no entiende nada de catalán, que venga a verme al terminar la clase y buscaremos soluciones.

Entonces sí que hubo ruido. Los rumores no me dejaban empezar, pero nadie se dirigía a mí personalmente, de modo que al cabo de un rato pude empezar a hablar y a dar mi clase, que por supuesto no debió ser demasiado brillante porque la tensión era manifiesta.

La escena inicial fue parecida con el otro grupo que me tocaba (éramos dos profesores, yo hacía el grupo «de catalán» y dos de castellano, y el otro hacía los dos restantes de castellano). Pero en este grupo, la insistencia de algunos de que aquel grupo era «de castellano» y yo no tenía derecho a cambiar la lengua fue más potente. Se me ocurrió escaparme por la tangente y decirles:

–Mirad, yo he venido aquí a enseñar Endocrinología, no a discutir la política lingüística de la Generalitat, de modo que, si me dejáis, haré la clase y si queréis discutir otras cosas, lo haremos al terminar.

Tres o cuatro alumnos se fueron del aula, de la otra clase creo recordar que ninguno. Durante esta segunda sesión –un aula preciosa en forma de anfiteatro situada en la clínica médica B–, mientras yo hacía mi disertación, un individuo con cara inexpresiva de jugador de póquer me observaba, atentamente, desde la última fila con los brazos cruzados. A pesar de que su estampa no era amenazadora, sino más bien neutra, yo me imaginaba un final de fiesta caliente. Porque, ¿qué demonios hacía un alumno escuchando en clase sin tomar ni un apunte? Absolutamente insólito.

La clase terminó, recogí con parsimonia mis papeles y me dispuse a pagar la penitencia de mi tozudez política, al mismo tiempo que maldecía la tibieza del decanato que, inmediatamente después de haberse aprobado el Estatuto, tendría que haber cambiado esta vergonzosa normativa de cuatro grupos de castellano por uno de catalán.

Traspasada la puerta del aula me rodearon una docena de alumnos. Su argumentación no había cambiado. La norma es la norma y yo no tenía derecho a transgredirla (cuando escribo esto –septiembre de 2005– pienso que es la misma actitud de los llamados «constitucionalistas» ante el proyecto del nuevo Estatuto). Indagué si había algún extranjero y me señalaron a un chico que se mantenía alejado, fuera del círculo. ¡Dios mío! El de los brazos cruzados de la última fila. Le indiqué que se acercara y me dijo que no, que después hablaría conmigo, y se mantuvo exactamente en el mismo lugar, dejando claro que no le interesaba la conversación que tenía con los que me rodeaban. El diálogo se animó de repente cuando vi que empezaban a discutir entre ellos. Adiviné que había algunos elementos dentro de este círculo que reprochaban a los otros su queja. Resultaba que los quejosos comprendían perfectamente el catalán –¡todos ellos habían nacido aquí!– y que la postura era claramente política... como la mía, claro. Fui rápido en la respuesta y tuve mucha suerte:

–No hay problema. A los que no me entendéis en catalán os espero de 2 a 3 de la tarde en el aula del Servicio de Endocrinología. Os repetiré la clase en castellano.

El corro se disolvió, o mejor dicho, yo salí de allí porque entre ellos siguieron discutiendo. Pero me quedaba el enigmático individuo de los brazos cruzados. Se me acercó. Piel oscura y ojos azules. Más enigma aún. Empezó a hablar con un castellano bastante deficiente, y me dijo que era libanés, que no había entendido casi nada porque llevaba sólo tres meses en Barcelona, y que en qué libro podía estudiar para el examen. Tenía ganas de abrazarle.

–Pero, hombre de Dios, ¿por qué no te has ido como los demás en lugar de quedarte toda una hora mirándome fijamente?

–Porque usted pensado habría que yo ser como ellos. Y no ser verdad. Usted no cambiar a castellano. En mi país, problema parecido. Yo estar de acuerdo con usted.

Y con mi recomendación sobre lo que tenía que estudiar, nos despedimos. Él hacia su casa a comer y yo hacia el aula del servicio porque ya pasaban de las dos del mediodía.

¡No había nadie! La primera partida estaba ganada.

Dos días después me vino a ver uno de los que mandaban en la Facultad, militante de Convergència. Me trasladó la queja de los alumnos, pues como era de prever le habían ido a contar la situación.

–¿Ya te han dicho que les he ofrecido una clase particular a las dos del mediodía para los que no entienden el catalán?

Evidentemente se lo habían callado.

–Hombre, si es así... esto es diferente... De todas formas, procura pactar con ellos, que no nos acusen de segregarlos, procura que no hagan bandera de esto…

Se me ocurrió decirle que los tipos estrictos con la lengua, como yo, les hacíamos el trabajo sucio a los de Convergència y les permitíamos jugar el papel de moderados y pactistas. Listo como era –y es, sino no estaría donde está ahora–, sonrió y se fue sin decir nada.

Es decir, que normalicé el uso del catalán, introduje la discusión de historias clínicas y más adelante traería a profesores invitados a las clases –entre ellos una enfermera– para hablar sobre la educación de pacientes («¡Virgen santa! ¡Una enfermera dando clase a futuros médicos! ¡Habrase visto!», se exclamaban algunos); una médica del Departamento de Sanidad para hablar de epidemiología («¿Con qué derecho hace política en la Facultad?», me preguntaban algunos desgraciados) y otra médica de Lleida que les fascinó con un juego de transparencias con el que explicaba el proceso inmunológico de lesión celular en la diabetes. Pero debo reconocer que seguían siendo clases relativamente formales en las que, antes que nada, se tenía que seguir el temario establecido y, por supuesto, comprometerte a no preguntar en el examen nada que no se hubiera explicado en clase.

Y en este relativo oasis de tranquilidad se produce una combinación estelar entre Ignasi –con su curso de 160 horas de perfeccionamiento en educación sanitaria en el año 1986–, de quien ya he hablado, y Ciril Rozman, que, más o menos por esta misma época, en una reunión extraordinaria de profesores del Departamento de Medicina se descuelga con su propuesta de enseñanza por bloques, que significa centrarla exclusivamente y durante algunas semanas seguidas en una especialidad (digestivo, respiratorio, hematología…), desde la vertiente médica y quirúrgica al mismo tiempo. Y nos explica la experiencia de la Universidad de Maastricht y nos habla de Piaget y de Montessori, de la enseñanza activa, de la necesidad de que el estudiante descubra, de que hay que despertarle la curiosidad mucho más que darle el conocimiento. Y explica muchas más cosas, absolutamente elementales en un jardín de infancia, pero que en la sala de aquella casa sonaban a música dodecafónica tocada con instrumentos desafinados. Rozman seguía hablando entusiasmado, los pelotas de la primera fila asentían con murmullos de aprobación y el resto le miraban con expresión de estar pensando «a ver si acabas, que es hora de comer». Yo estaba estupefacto, casi aguantaba la respiración. O ahora o nunca, me dije. Y fue ahora. Y los años que van de 1987 a 1990 fueron los cuatro más divertidos de mi vida como docente de estudiantes de Medicina.

Me dieron un bloque de 20 horas para trabajar la diabetes, es decir, de lunes a viernes de 8 a 12 de la mañana. La distribución del tiempo a mi aire. El método totalmente a mi arbitrio, aunque se supone que siguiendo las directrices de Rozman (que nos las dio por escrito, pero desgraciadamente no las he guardado). Se trataba, por lo tanto, de poner en práctica todo lo que había aprendido en el curso de Ignasi. O sea:

- Definir finalidad y objetivos del curso.
- Asegurarse de que los objetivos son precisos, concisos, pertinentes y evaluables.
- Usar una metodología bidireccional, asegurando la participación del alumno.
- Desarrollar y escoger las actividades más adecuadas a los objetivos docentes planteados.
- Evaluar los resultados y, por supuesto, el proceso. Es decir, evaluar el aumento de conocimiento de los alumnos –si es que se produce– y medir el grado de satisfacción de los alumnos (con una encuesta anónima en la que opinan sobre el contenido y el método de las clases, la capacidad docente del profesor, la bibliografía recibida, etc.).

Y todo esto en poco más de dos semanas, porque estábamos a mediados de septiembre y las clases empezaban a primeros de octubre.

Intenté explicar a mi profesor titular –yo era un simple asistente– el qué y el cómo de mi proyecto de clases. Fue inútil. No entendía nada, aunque debo reconocer que no me puso obstáculos... por el momento. Empecé a examinar el territorio. Mi primer grupo estaba en un aula mal ventilada, calurosa y sórdida –como casi todas en aquella época– que se llamaba «de la capilla», porque había cogido el espacio de la antigua gran capilla del hospital. Con la ayuda del bedel –que se había enfrentado a muchas rarezas de profesores pero a ninguna como ésta– entré en el aula la tarde del viernes anterior y empapelé con papel de embalar todas las paredes sin ventanas, que afortunadamente eran tres de las cuatro. En la pared más larga –al menos de seis metros– escribí con rotulador y en letras grandes «Qué es la diabetes». Tras ello, cerramos el aula.

La noche del domingo al lunes dormí fatal. A las 7 de la mañana ya estaba en la Facultad con una maleta llena de cartulinas de colores y de rotuladores. Me senté a revisar mis notas y a hacerme la película de lo que quería que fuera aquella sesión. Y a esperar a la clientela. A las ocho menos cuarto entraba la primera alumna. Cuando me vio dudó. ¿Dónde se ha visto en la Facultad que el profesor llegue antes que los alumnos? Le dije que no pasaba nada, que se podía quedar. Y fue llegando el personal hasta un total de unos cincuenta. Observaban la pared con estupor, se miraban entre ellos, se encogían de hombros.

Me presenté. Con un par de transparencias, les expliqué que desarrollaríamos el programa de diabetes en cinco días, respondiendo a las siguientes preguntas:

- *Primer día:* ¿Qué es la diabetes? (recuerdo fisiológico del metabolismo de la glucosa, fisiopatología, repercusiones sobre el organismo a largo plazo).
- *Segundo día:* ¿Quién es diabético? ¿Cuántos tipos hay? (diagnóstico y clasificación).
- *Tercer día:* ¿Cómo se trata la diabetes en situaciones usuales? (manipulación de la insulina y de los fármacos orales).

– *Cuarto día:* ¿Cómo se trata la diabetes en situaciones especiales? (coma diabético, coma hipoglucémico, embarazo...).
– *Quinto día:* La persona con diabetes. Aspectos psicológicos. Resumen final. Evaluación de la experiencia.

Dije que trabajaríamos a partir de sus conocimientos y, por lo tanto, les invitaba, antes de continuar, a hacer una lista de todas las palabras que se les ocurrieran relacionadas con el término «diabetes». Les di tres minutos. No cabe duda de que el desconcierto inicial era de los que hacen historia. Los chicos y las chicas se miraban entre sí, atónitos, preguntándose si debían ir a buscar al psiquiatra para que se me llevara. Superado el caos –hubo uno que se creía que aquello era un examen y protestaba airadamente porque les estaba evaluando antes de explicar nada–, los estudiantes procedieron a escribir las palabras. Por suerte, nadie reía, nadie protestaba y se pusieron a hacerlo con bastante entusiasmo. Mientras tanto, empecé a repartir cartulinas de colores y rotuladores entre cinco o seis alumnos de la primera fila.

–¿Quién es tan amable de leer su lista?

Otra vez, sólo un milagro habría permitido cruzar la mirada con uno de ellos –o ellas, porque en aquella época la proporción entre chicos y chicas ya era mitad y mitad– y el silencio era espeso, terriblemente cargado a esa hora de la mañana.

–Mirad, dicen los filólogos que la etimología de la palabra «educar» podría ser *educare*, que significa «transmitir», pero que también podría ser *educere*, que significa «sacar de dentro». Yo no sé a vosotros, pero a mí me gusta más esta segunda acepción, que basa el aprendizaje en un proceso de descubrimiento –guiado por el maestro– a partir de lo que uno ya sabe. Sea como sea, los que compartís esta idea creo que debéis empezar a hablar.

¡Bingo! Un chico de la última fila empieza a leer: azúcar, sed, hambre, poliuria, polidipsia, ceguera, herencia, obesidad, infarto, insulina, dieta, crónico, diálisis... Cuando termina les pido a los demás que me lean de su lista las palabras que ellos tienen y que su compañero no ha dicho. Aparecen más: hipoglucemiantes orales, ejercicio, autocontrol, embarazo, hiperglucemia... Y así sucesivamente con todos, hasta que –¡tenía que poner orden porque todos querían hablar!– salieron alrededor de un centenar de palabras. Los seis secretarios de la primera fila no daban abasto para escribir en mayúsculas y letras grandes las distintas palabras, una en cada cartulina.

El paso siguiente era hacer el mapa de conocimientos en el inmenso panel de la pared. Entre todos fuimos agrupando las cartulinas según si se referían a etiología (causa), fisiopatología (mecanismo de producción), clínica (síntomas), complicaciones, tratamiento y «otros», donde empezaron a salir aspectos interesantes como familia, amigos, depresión, aceptación, etc.

El panel causaba sensación (este inicio de clase lo he hecho después infinidad de veces, pero ninguna me ha producido la satisfacción de aquel primer día, que aún hoy, más de veinte años después, recuerdo perfectamente). Era interesante comprobar que los aspectos clínicos y fisiopatológicos estaban todos, por lo tanto, hubiera sido estúpido hacer un discurso convencional sobre esto. En este aspecto, se trataba sólo de ordenarlo entre todos y hacer un breve recordatorio. En cambio, en los aspectos etiológicos había bastantes vacíos de conocimiento, sobre todo en la diabetes tipo 1, que tiene una base inmunológica y, por lo tanto, dediqué una buena parte de la mañana a explicar este apartado.

En estos bloques de cuatro horas era necesario hacer un descanso a mitad de jornada, pero la cantina de la Facultad era totalmente insuficiente y la gente se tenía que repartir entre los bares de los alrededores. O sea que fácilmente pasaban 45 minutos desde que se iban hasta que volvíamos a empezar. Lo resolvimos algunos días trabajando en el bar, es decir, que repartía a los alumnos por grupos, les daba una historia clínica y, mientras desayunaban, la discutían y hacían una propuesta de diagnóstico y tratamiento, que después discutiríamos entre todos en clase.

Lo cierto es que la participación de los alumnos fue total, el ambiente era muy agradable y el umbral del sentido del ridículo subió muchos metros. Se escuchaban entre ellos, se respetaban las opiniones, y discutían encarnizadamente –¡como debe ser!– los diagnósticos y los tratamientos. Con más o menos variaciones, este modelo lo desarrollé ocho veces durante tres cursos escolares, el 1987-88, 1988-89 y 1989-90. Sistemáticamente, el curso finalizaba con una evaluación anónima de los alumnos sobre la experiencia. Gracias a los ordenadores personales que en aquella época se empezaban a difundir, este material se ha guardado perfectamente hasta ahora, y, releyéndolo para escribir este texto, he revivido con nostalgia una experiencia muy gratificante y divertida.

Aquí están algunos de los comentarios sacados de estas evaluaciones:

- «Me ha recordado el jardín de infancia de cuando era pequeña (iba al *kindergarden* de una escuela alemana).»
- «La confianza que otorga el profesor a los estudiantes.»
- «El entusiasmo de los profesores que se contagia.»
- «Me he quedado sin dinero para el fin de semana. Para no llegar tarde a clase cogía cada día un taxi.»
- «El docente transmite no sólo la información, sino también la vivencia.»
- «Te obliga a buscar en el desván.»

— «¿Te lo puedes creer? El profesor ha dicho cómo se llamaba, de qué trabajaba y a continuación ha explicado cómo se desarrollaría la jornada. ¡Qué emoción! Por suerte llevaba la cafinitrina para evitar un infarto...»

— «El eterno dilema: pasar el examen (MIR) o aprender a hacer de médico.»

— «Acabo muy cansado de pensar en clase, antes no me hacía falta.»

— «¿Qué hace un chico como tú en un lugar como éste?», (dirigiéndose a mí).

— «A usted le recordaré la cara porque le miraba en clase, de los otros no me acuerdo porque no podía levantar la cabeza de tanto tomar apuntes.»

Y una perla cultivada: «Ningún aspecto positivo; hubiera sido mejor no haber venido y estudiar en un tratado. Si lo que me han explicado debe servir para la práctica diaria, vamos listos».

La experiencia de estos tres años constituyó la base de un proyecto para mejorar la metodología didáctica del Departamento. Con el apoyo de Albert Torres —nuevo jefe de departamento entonces—, se proyectó para el verano de 1990 un curso de didáctica para profesores de Medicina, que dirigiría Antoni Petrus, catedrático de Pedagogía. Teníamos el dinero y las fechas, pero el curso se canceló pocas semanas antes, probablemente por presiones de unos cuantos pasmarotes que debían sentirse amenazados. Una vez más en la enseñanza pública, la mediocridad triunfó y el proyecto se fue al traste. Pero las cosas son como son y no como a uno le gustaría que fueran.

Al final del curso 1989-1990 dejé el hospital para incorporarme como director de la Fundación Rossend Carrasco i Formiguera, recientemente constituida. Aunque mi trabajo de médico lo desarrollaría exclusivamente en esta institución, mi intención era continuar en la Universidad en calidad de profesor asociado como hasta entonces. Pero la Facultad de Medicina decidió no renovarme el contrato para el curso siguiente. O sea, que sólo me queda decir aquello de que *fue bonito mientras duró.*

En honor a la verdad, debo confesar que el final de la historia no fue tan elegante como podría parecer, por lo que he explicado hasta ahora. Mi indignación era absoluta. Eso era una canallada, porque lo más normal hubiera sido una renovación automática del contrato. Era del todo evidente que, por activa o por pasiva, alguien había trabajado para conseguir que me echaran. Como no me era muy difícil suponer quién podía haber sido este alguien, decidí que se merecía un regalo de agradecimiento, que consistió en una espléndida butifarra de La Garriga –que llevaba una tarjeta mía colgada del cordelito– enviada por mensajería a su despacho del hospital. Nunca he podido saberlo con certeza, pero me temo que, al ver el remitente, su secretaria se olió la gamberrada e interceptó el paquete para ahorrarle la sofocación. Ni el uno ni la otra dijeron nunca ni pío. Es una pena, porque moriré sin saber si alcancé mi objetivo, que no era otro que el de provocar una cara congestionada por la ira, contemplando con estupor una butifarra extendida sobre la mesa del despacho, estratégicamente situada entre el *Journal Clinical of Endocrinology* y el *Acta endocrinológica,* por ejemplo. Ya lo decía el amigo Gonçal Lloveras: no se puede tener todo en esta vida.

Antes de acabar el capítulo –que de los que llevo escritos hasta ahora es el que me gusta más–, quiero hacer mención especial de los que colaboraron de forma absolutamente desinteresada en esta experiencia: Ramon Gomis, Isaac Levy, Teresa Micaló, Pilar Isla, Conxa Castell, Albert Goday, Quito Reynals y Mercè Bergua. Creo que no me olvido a nadie. Gracias a todos.

Los cursos de postgrado

Enseñar en la Facultad es como jugar al fútbol en campo contrario. Salvo cuatro románticos, el público no tiene ningún interés especial en el juego del adversario, lo que quiere, simplemente, es ganar, aunque sea con la ayuda del árbitro. Quiero decir que, en la Facultad, lo que les interesa a los alumnos es básicamente aprobar, y no digamos al final de la carrera, cuando ya han sufrido infinidad de decepciones. Si además se tiene en cuenta que sólo una pequeña proporción de ellos se querrá dedicar a la especialidad que el profesor explica, se entiende que su interés intelectual por el tema sea, en principio, más bien bajo. Es decir, que para captar su atención y animarles en el tema, el profesor se tiene que esforzar bastante y poner imaginación. Enseñar en la Facultad –insisto– tiene una emoción especial, incomparable con la que se consigue dando clase a profesionales que trabajan.

Hacer clase en postgrado es, en general, como jugar en casa con el público a favor y el árbitro local. Excepto aquellos alumnos sin trabajo que se apuntan a un curso sólo para tener créditos o puntos –aunque suelen ser muy pocos–, la mayoría de la gente que está en el aula quiere aprender. Y –a diferencia de los estudiantes de la Facultad– muchas veces son los propios alumnos los que han escogido no sólo la materia, sino también al profesor. Desengañémonos, la enseñanza de postgrado es extremadamente agradecida. O por lo menos a mí me lo parece.

Unos cursos que me gustan especialmente son los diez o doce que hemos hecho en Argentina con mi amigo Reynals. Reynals –Quito para los amigos– es actualmente catedrático de Medicina en la Universidad de Mendoza y es el responsable de la formación de profesionales en educación terapéutica en todo su país. Le conocí en 1979, cuando aterrizó en el Clínic, procedente de Grenoble, en Francia, donde había trabajado dos años haciendo sobre todo laboratorio de endocrinología con el doctor Vachelot. Quería aprender sobre la diabetes. Lo cierto es que en poco tiempo demostró su capacidad de trabajo y rigor metodológico y se quedó con nosotros casi cinco años, durante los cuales hizo la tesis y tuvo sus dos primeros hijos. Se fue en la primavera de 1985 dejando una montaña de amigos, entre los que me incluyo. Después de algunos años sin vernos, volvió a Barcelona en 1989, y desde entonces nos hemos visto con regularidad por lo menos una vez al año, para trabajar juntos aquí o allí. Mi primer seminario en Mendoza con la gente de su hospital fue muy emotivo. Yo no estoy muy seguro de que mis enseñanzas les fueran de demasiada utilidad, pero participaban de forma entusiasta y todo les parecía bien. Después he pensado que lo que pasaba era básicamente que me querían, porque yo era el amigo de Quito y ellos querían a Quito. Así de sencillo.

La carga afectiva de las relaciones profesionales me sorprendía y en algunos momentos me empalagaba. La sorpresa por mi parte llegó al límite cuando, en una teatralización que llevaba en vídeo, todos los asistentes preferían como terapeuta a un médico que actuaba como «padre» (y por lo tanto les trataba como niños) que a otro que actuaba como adulto. La reacción era completamente diferente que en Cataluña, donde sucedía exactamente lo contrario. Según sus explicaciones posteriores, encontraban el adulto excesivamente frío, le faltaba la calidez que en cambio tenía la figura del llamado padre nutricio (análisis transaccional de Barnes). Para tratar de hacer una interpretación «transcultural» de aquello que estaba sucediendo, se me ocurrió hablar de la burbuja antropológica. Según este concepto, las diferentes culturas tienen burbujas más o menos grandes, que condicionan la distancia –tanto física como psicológica– en la que la relación es cómoda. Así, los nórdicos tienen una gran burbuja y hablan siempre a más de medio metro de distancia el uno del otro y casi nunca de cuestiones personales, mientras que, en el otro extremo, los africanos subsaharianos esperan el autobús tocándose literalmente los unos con los otros. Para remachar el clavo, les expliqué que me sorprendía mucho, aquellos días en Mendoza, que los hijos de mi amigo cada vez que me veían (al llegar del trabajo, al levantarnos por la mañana, al acostarnos, etc.) me dieran un beso. Añadí que si mis hijos me dieran más de dos o tres besos en una semana, creería que alguna cosa no les iba bien. Me di cuenta de que no les había hecho ninguna gracia mi comentario. En cualquier caso, la clase duró un rato más hasta que, hacia el final de la hora, se levantó de la silla una enfermera de notables dimensiones y delantera más que generosa, y me dijo –al mismo tiempo que me abrazó efusivamente:

–Permítame doctor que le achique su burbuja.

En la vida hay momentos absolutamente mágicos, como éste.

Cursos de postgrado he hecho a montones. Las cifras horrorizan cuando empiezas a contar. Pongamos que unos treinta en mi época del Hospital Clínic hasta 1989, y más de ciento veinte en la Fundación, desde entonces hasta el momento de revisar estos papeles (cuando veo estas cifras y añado los miles de visitas a pacientes que sigo haciendo año tras año, me estremezco sólo de pensar que mi vida ha discurrido casi exclusivamente entre el aula, el despacho, la mesa del comedor y la cama).

Ya sé que los lectores me dirán que hacer muchas veces y durante muchos años una cosa no significa necesariamente hacerla bien –y si no que lo pregunten a más de un político–, pero creo, modestamente, que la gente de mi grupo, que nos hemos dedicado a este trabajo, hemos sido como los tuertos entre los ciegos, porque la enseñanza médica de postgrado en este país era –y es, en general– muy mala. Muy, muy mala. La mayoría de profesores se preocupan más de impresionar al auditorio con sus conocimientos y su erudición, que no de asegurarse de que los alumnos han aprendido algo. Con la vieja premisa de que mientras yo hablo tú callas (y, por lo tanto, no puedes incomodarme con preguntas que corro el riesgo de no saber responder), si la clase tiene cuarenta y cinco minutos, el orador de turno habla cuarenta (esto con suerte, porque a menudo consume todo el tiempo disponible y un poco más). De este modo, se consigue no saber qué es lo que los alumnos se preguntan, lo que debería ser sin duda alguna lo más importante de la clase. O bien, el orador hace aquel sucedáneo de diálogo que consiste en dirigirse a los pobres oyentes –que en ese momento ya están groguis y al límite del *KO*– y, con todo el descaro del mundo, les dice:

–¿Alguna cosa no ha quedado lo suficientemente clara?

O, peor aún:

–¿Lo han entendido todo?

Obviamente, todos callan como muertos, porque levantar la mano significa que eres tan burro que no lo has comprendido. Y si aun así te atreves a manifestar tu tontería, corres el riesgo de que el muy granuja, espoleado por la pregunta, dispare otro monólogo inaguantable y acabemos quedándonos sin tiempo para el café. Lo que es una tragedia cósmica en estas circunstancias.

Los que hemos tenido que afrontar la educación de los pacientes –sin duda alguna mucho más difícil que la de profesionales–, hemos pasado de estar interesados en explicarnos bien, a preocuparnos para hacernos entender y, finalmente, a querer saber qué han aprendido nuestros alumnos. Los tres planteamientos pueden parecer lo mismo o incluso ser grados de un mismo proceso, pero son cosas muy distintas, especialmente la última en relación con las otras dos. Explicarse bien es ser un buen orador, un individuo brillante, un «pico de oro», como se dice vulgarmente. Lo que se pretende es impresionar al auditorio, que digan de ti que hablas muy bien o que sabes mucho. Pero no sirve de nada, es pura fanfarronada.

Cuando uno entra en la fase de decir que lo que quiere es hacerse entender, significa que ya ha acumulado alguna frustración a la hora de la verdad, que es el momento de las preguntas después de la conferencia, lo que normalmente se conoce como el coloquio, pero que cada vez más llamamos discusión, una palabra que en este caso es un anglicismo absoluto (cuando los ingleses hacen coloquio están *discussing*, cuando discuten están *arguing)*. A todos alguna vez se nos ha caído el mundo encima cuando, después de la gran ovación final –a menudo provocada por una frase ingeniosa perfectamente estudiada e incluso un poco demagógica–, el tipo con gafas de primera fila se descuelga con un comentario que no tiene absolutamente nada que ver con lo que el conferenciante ha dicho o –lo que aún es peor– representa una interpretación completamente al revés de sus reflexiones. Al orador se le hiela progresivamente la sonrisa, mira a un lado y a otro buscando complicidad –¡que no encontrará!– y termina barboteando una respuesta ambigua, mientras por dentro maldice al interlocutor. La primera vez es fácil pensar «este tío es tonto», pero cuando la anécdota se va repitiendo, el orador inteligente empieza a pensar que quizás es mejor hacerse entender que brillar como una estrella. Y modifica la estrategia, que normalmente significa estructurar el discurso en partes bien definidas, explicar algún chiste para recuperar la atención, repetir las ideas clave con palabras diferentes, hacer una síntesis de vez en cuando de lo que ya se ha dicho hasta ese momento y, sobre todo, hacer la charla corta, procurando que deje «sabor a poco». El orador ya no es tan brillante, pero se vuelve más próximo, más entrañable, más «nuestro».

El orador se ha hecho entender, de acuerdo. Pero el auditorio, los alumnos… ¿Han aprendido? ¿Se irán del aula con nuevos conocimientos? ¿Tendrán actitudes nuevas respecto al tema tratado? En general, un profesor nos gusta en la medida en que coincide con lo que nosotros pensamos, si se trata de un tema de opinión o, con la cantidad de conocimientos que compartimos, si es una cuestión de técnica o de ciencia. En un congreso, las lecciones que suelen gustarnos más son las de los expertos en el mismo tema que nosotros y que hacen una síntesis de todo lo que se sabe al respecto en el momento actual. Decimos: «¡Qué bien que lo ha estructurado!». Y es exactamente esto, ha puesto en orden los conocimientos previos más o menos dispersos que ya teníamos, añadiendo, quizás, alguno de nuevo. Es decir, que, a mi entender, en estas situaciones, aprendemos relativamente poco, aunque es posible que lleguemos a disfrutar bastante.

El maestro que realmente se interesa en el tercero de los aspectos que decía al principio, es decir, en que los alumnos aprendan, debe hacer un planteamiento totalmente diferente. El maestro que prioriza por encima de todo que los demás aprendan —su auténtica razón de ser— debe saber crear las condiciones adecuadas para que el proceso se produzca. La primera y la más importante de las condiciones es la curiosidad. El fisgoneo, el deseo de saber, es sin duda alguna el estárter del aprendizaje. En los niños, la curiosidad es permanente y no hay que estimularla, pero en los adultos –mucho más curtidos por la experiencia– la curiosidad puede estar cubierta por un velo de indiferencia, una cierta actitud de «estar de vuelta», que –dicho sea de paso– queda bastante bien en determinados colectivos. En uno de nuestros primeros seminarios en la Fundación, dirigido a profesionales de la salud, dos maestras de mi familia prepararon una clase que se titulaba «Educación de niños *versus* educación de adultos». La clase empezó cuando las docentes, después de dejar en la tarima una gran cesta con unos paquetes envueltos con papeles de colores, se quedaron calladas observando a los alumnos. Después de los primeros silencios, algunos se pusieron a hablar entre ellos, intentando interpretar la situación, pero no hicieron nada más. Las docentes preguntaron:

–¿Qué creéis que hubiera hecho una clase de niños en esta situación?

La respuesta era obvia. Levantarse e ir a mirar qué había en aquella cesta. Por lo tanto, primera premisa si queremos educar a adultos: no dar por supuesta su curiosidad, impulsarla, favorecerla, provocarla, si es necesario.

La segunda premisa es zambullirse en el conocimiento previo del alumno, que en el caso del adulto es generalmente enorme. ¡Trabajar el *educere!* Plantear al auditorio preguntas cerradas sobre lo que sabe puede bloquear a determinadas personas poco propensas a participar y puede incomodar al que se equivoca. Sin embargo, si se les pide que opinen es más fácil y nadie se siente juzgado. Por ejemplo, se puede escribir en la pizarra: «Cuanto más estricto sea el control de la glucosa en la diabetes, menos probable es que el paciente tenga lesiones en la retina» y, a continuación, pedir el grado de acuerdo o desacuerdo en una escala del 1 al 5, recogiendo las propuestas de forma anónima. El truco permite conocer qué sabe el auditorio haciéndoles creer que les pides su opinión (la evidencia científica actual es que cuanto más estricto es el control menos riesgo hay de complicaciones, de modo que el que «opine» lo contrario, sencillamente no sabe lo que debe saber y deberá aprenderlo en el curso de la sesión).

Un procedimiento muy eficaz para trabajar el aprendizaje a partir de los conocimientos de los alumnos es el metaplan. Su descubridor es un pedagogo alemán que no hace muchos años organizaba seminarios para enseñar a sacar el máximo partido. El metaplan es una herramienta de comunicación visual entre el docente y el grupo de alumnos o entre el coordinador y los expertos, si se trata de un grupo de trabajo. Se trata de un panel de grandes dimensiones con una superficie blanda donde se pueden clavar agujas o chinchetas y que normalmente se forra con papel de embalar. Los participantes de la sesión –idealmente no más de 12 o 15 personas– escriben con un rotulador grueso frases cortas o palabras clave en unas cartulinas que, previamente, se han repartido. El coordinador recoge las cartulinas, las va leyendo y las «ordena» en el panel, al mismo tiempo que trata de estimular al auditorio para que establezca relaciones entre los conceptos expuestos o, incluso, promueva discrepancias que enriquezcan la doctrina de lo que se está trabajando. El metaplan requiere un buen entrenamiento por parte del monitor y una disciplina en el trabajo de los miembros del grupo, e imagino que no sólo sirve para la docencia o los grupos de producción, sino que también debe ser muy eficiente en la gestión empresarial. A veces, después de un buen rato de discusión, surgen paneles de un excelente contenido e incluso de una gran plasticidad.

Una «clase» con metaplan por la que tengo una debilidad particular es la que hace referencia a las causas que facilitan o dificultan el buen control metabólico de la diabetes, y que acostumbramos a empezar con un panel que pregunta: «¿Por qué nuestros pacientes "no se portan bien"?». Los participantes de la sesión –médicos, enfermeras, estudiantes de Medicina o los propios pacientes– llenan cartulinas con palabras clave o frases cortas como «Otras preocupaciones», «Estado de ánimo bajo», «Dieta aburrida», «Dificultad de hacerse entender por parte del paciente (o el médico o la enfermera)», «Insulina inapropiada», «Controles personales insuficientes», «Falta de conocimientos», «Poco apoyo afectivo de la familia», «Poca consciencia del riesgo a largo plazo», etc. Convenientemente ordenadas por categorías (por ejemplo, razones debidas a las limitaciones farmacológicas, a aspectos psicológicos, a cuestiones sociales y económicas, a las habilidades de comunicación de los profesionales de la Medicina, etc.) permiten, en una sesión de 45-60 minutos, una espléndida reflexión de las causas reales (no sólo las biológicas, que explican los tratados de Medicina y que son sólo el 50 % de la película), de las dificultades que tiene el paciente para alcanzar los objetivos de buen control, que por otro lado son absolutamente prioritarios, si desea reducir riesgos a largo plazo.

Este tipo de paneles también es muy útil en el momento de evaluar en poco tiempo la opinión del auditorio sobre cualquier aspecto. Se hace una sencilla línea en el papel, marcada en varios intervalos, se reparten pegatinas de colores y se pide que cada uno pegue la suya en el lugar que considere oportuno, en relación con la frase propuesta. Por ejemplo: «Me parece que para conseguir un control óptimo de la presión arterial de los pacientes, las habilidades de comunicación del médico que los trata son... (mucho, bastante, poco, nada) importantes».

En auditorios más numerosos, el metaplan no sirve como sistema interactivo y se debe recorrer a la informática y al sistema del «televoto». Los asistentes disponen de un mando a distancia mediante el cual votan (sí/no, escalas del 1 al 10 o del 1 al 5) lo que el conferenciante va preguntando. Con una cierta experiencia y un técnico espabilado, se pueden hacer sesiones bastante largas que pasan en un santiamén, en el transcurso de las cuales el auditorio disfruta y aprende.

La tercera premisa que cada vez considero más importante es la utilización del humor, territorio al que confieso que he accedido de muy mayor. Educado con la idea de que «con las cosas de comer –como por ejemplo la ciencia– no se juega», debo decir que el chiste, la charada y la broma siempre me habían parecido fuera de lugar en el ejercicio de la Medicina y también en la enseñanza. Como máximo, podía aceptar un chiste corto en medio de una conferencia para distender y recuperar la atención. Y poca cosa más.

El malogrado Gonçal Lloveras –que me dijo un día ya hace un montón de años: «No lo olvides, Dani, lo contrario de la palabra "divertido" es "aburrido", no "serio"»– era un auténtico experto en el uso del humor para hablar de cosas serias. No sólo por sus chistes ingeniosos (que sabía a centenares, muchos de los cuales eran de cosecha propia), sino por la ironía que usaba, muy especialmente cuando su interlocutor tenía –por decirlo suavemente– ciertas limitaciones intelectuales. El doctor M. era un destacado profesor de la Universidad de Navarra que pertenecía al Opus y tenía una docena de hijos. Padecía un tic muy aparatoso, con unas muecas espectaculares que duraban dos o tres eternos segundos, durante los cuales no sabías hacia dónde mirar. Y el tic se repetía muy a menudo, especialmente si se ponía nervioso. Una vez, en una cena de un congreso, el doctor M. anunció que había nacido su treceavo hijo. Gonçal respondió vivamente: «Chico, déjame que te felicite, aunque lo vuestro con los niños más bien parece un tic». Toda la mesa se puso a reír mientras todo el doctor M. se convertía por unos segundos en un saco de tics encadenados. A J. S., catedrático de Educación Sanitaria, alto y apuesto, pero un poco papanatas, a menudo le decía:

–Chico, con tu físico y mi inteligencia, no pararíamos de ligar.

Y el bobo de J. S. se reía como un conejo.

Hacer reír a los alumnos se ha convertido para mí, actualmente, en un objetivo al mismo nivel que conseguir que terminen las clases sabiendo lo que me he propuesto al entrar en ellas. Y es que unos segundos de risa rompen la fatiga y abren la mente otra vez para un largo rato de aprendizaje. Y crean complicidad con el auditorio. Y a veces permiten analogías espléndidas. En este sentido hay numerosos dibujos de Frato (Francesco Tonucci) donde se ve al niño en diferentes situaciones escolares o familiares que son una delicia y una auténtica maravilla para explicar las dificultades en la educación de pacientes.

La utilización del humor relativiza y permite darte cuenta de que las cosas que estás discutiendo son importantes, pero… quizás un poco menos. Que lo que es realmente importante es aquello que ni nos damos cuenta de que lo tenemos, de tan fácil como nos resulta poseerlo. Me refiero a la democracia, la paz, la vida cómoda, la salud, etc. No querría parecer más santurrón de lo que soy, pero hay dos cosas que me gusta repetir cuando hablamos de enseñar. La primera es que demasiado a menudo el árbol no nos deja ver el bosque; la segunda –prestada de mi amigo Toni Petrus–, que se debe procurar enseñar con humor y con amor, superando así la recomendación jesuítica de hacerlo con temor y con amor.

Hacer las Américas

Dídac H. era el director médico de una multinacional francesa de la industria farmacéutica patrocinadora del DESG –el Grupo Europeo de Educación en Diabetes– en la década de 1990. Dídac y yo nos habíamos conocido en las reuniones del grupo de Ginebra y Grimentz y nos teníamos una indiscutible simpatía mutua. Él participaba activamente en las discusiones y sus comentarios eran inteligentes y ponderados. Como la mayoría de franceses, aceptaba mal que el inglés –que en aquella época hablaba mejor que yo– tuviera que ser la lengua de comunicación oficial de las reuniones internacionales europeas y se esforzaba por una ridícula cooficialidad inglés-francés que obviamente nunca prosperó.

Un día de primavera de 1991, Dídac me telefoneó al despacho que yo tenía en la Clínica Tres Torres, después de que yo me fuera del Clínic.

–*J'ai une proposition deshonête pour toi* –me dijo.

A pesar de estar sentado en la butaca, contraje imperceptiblemente los glúteos: la homosexualidad del chico no era ningún secreto, mientras que la supuesta bisexualidad que dicen que todos tenemos, en mi caso estaba por demostrar y, en caso de tenerla, no me la podía imaginar más allá de una fase estrictamente intelectual.

–*Je t'écoute...* –le respondí.

Y se explicó. La propuesta era atractiva: se trataba de hacer una serie de conferencias por América Central invitado por diferentes sociedades científicas y patrocinado por su laboratorio. Estaba previsto hacerlo en otoño y duraría unas tres semanas. No me pagarían honorarios, pero viajaría en *business*, me alojaría en hoteles de categoría y lo tendría todo pagado. Le dije que necesitaba unos días para pensarlo. Después de hablarlo en casa –Fabiola trabajaba, los tres hijos adolescentes aún daban un poco de guerra y el viaje significaba tres semanas sin beneficios–, le dije que sí con una sola condición: que en la lista de países añadieran Argentina, en aquel momento en una situación económica ruinosa y donde el laboratorio que me patrocinaba confesó no tener ningún interés comercial. Lo aceptaron sin reservas como una forma de pago de honorarios y, a finales de septiembre, recibía un grueso billete de avión con un precio global próximo a las 900.000 pesetas, que era el sueldo de cuatro meses de un médico adjunto de la época. El billete decía Barcelona - París - Buenos Aires - Mendoza - Buenos Aires - Miami - Caracas - Barcelona (la venezolana) - Caracas - Quito - Miami - Santo Domingo - Nueva York - Madrid - Barcelona.

Creo que fue después de estos 50.000 km de vuelos que perdí el miedo al avión y, a pesar de algunos incidentes relativamente menores a lo largo de mi vida, desde entonces no he dejado de gozar del placer de volar. Aunque debo añadir que, veinte años atrás, volar era otra cosa. No existían las líneas de bajo coste y las compañías en las que viajamos –Air France y American Airlines, mayoritariamente– eran muy buenas. Sin exagerar, yo diría que la clase turista de entonces era como una preferente de ahora y la *business* de los años noventa era una primera clase actual (escribo esto en septiembre de 2010 en la sala VIP de París, donde no hay un solo asiento libre, las butacas tienen los muelles reventados, la moqueta está manchada y el bufé es de una flaqueza anoréxica).

La extensión a Argentina que pedí tenía un único motivo, reencontrarme con el amigo Reynals, de quien ya he hablado en este libro y que no había visto desde finales de 1989 con motivo de su retorno de tres meses a Barcelona después que se fuera del Clínic a principios de 1985. Reynals había puesto en marcha en Mendoza su proyecto de educación de pacientes en el hospital y en la provincia, y me hacía ilusión colaborar en él.

En el momento de escribir esto llevo una docena de cursos en Argentina, la mayoría en la provincia de Mendoza. Los recuerdos se confunden inevitablemente y las anécdotas se mezclan en la memoria, pero del primer viaje guardo un recuerdo muy vivo.

En Ezeiza, el aeropuerto internacional de Buenos Aires, me recogió un visitador médico de un laboratorio, me llevó a comer al restaurante y luego me acompañó al aeropuerto de vuelos nacionales –Aeroparque– para volar hasta Mendoza, a más de mil quilómetros al oeste. El restaurante estaba en La Recoleta, era de lujo y todos los hombres –no recuerdo que hubiera ninguna mujer– vestían trajes a rayas, llevaban corbata y lucían el pelo engominado, como los bailarines de tango de las películas. Lo poco que vi de la ciudad no me gustó. Las dimensiones eran enormes, pero todo tenía un aire decadente, de ciudad que vive de antiguos esplendores. Buenos Aires estaba dejada, con los edificios deteriorados y sin pintar, excepto la famosa Casa Rosada del presidente de la nación. Las calles estaban sucias, llenas de mendigos y eran muy ruidosas; y el transporte público, infame. Todo ello hacía que el contraste con el restaurante de lujo fuera brutal, inquietante.

La llegada a Mendoza fue casi apoteósica. El aeropuerto en aquella época era como de juguete, y al bajar los escalones del avión e ir a pie hacia el edificio de la terminal te encontrabas a la gente que esperaba a los viajeros detrás de una simple valla, de modo que les podías ir a abrazar antes de recoger el equipaje. Los Reynals al completo –padre, madre, los cuatro hijos y la hermana de la mujer– me esperaban con una enorme bandera catalana que despertaba la curiosidad de la gente.

De los cursos en Mendoza ya he hablado antes. Ahora querría decir que de esta primera estancia me llevé impresiones muy destacables, la más importante de las cuales, sin duda alguna, fue la grave situación económica. Mis amigos, universitarios todos con trabajos consolidados, ganaban lo justo para vivir. La casa era vieja y muy sencilla. Lo mejor que tenían era un terreno grande –donde cabía otra casa que hicieron después–, un jardín bastante cuidado y un barrio tranquilo con poco tráfico, aunque por desgracia con bastantes robos.

En el hospital –donde hice la «revista de sala» con el Servicio de Endocrinología al completo– la situación era muy dura. Las pruebas complementarias estaban muy restringidas, faltaban algunas medicaciones, no había papel impreso para escribir las historias clínicas (reciclaban las hojas de los electroencefalogramas escribiendo por detrás) y los enfermos traían al hospital sus propias sábanas. Lo más notable es que nadie se quejaba... o por lo menos yo no escuché lamentaciones. Esta actitud me impactaría aún más durante el seminario de educación de pacientes que se hizo después. A diferencia de los españoles –sobre todo los españoles del sur–, la mayoría de participantes consideraba que si los resultados terapéuticos con los diabéticos no eran lo suficientemente buenos, los profesionales de la salud y no el Estado o la sociedad eran los principales responsables. Y nosotros –que por aquella época teníamos una sanidad pública que en comparación con la suya nadaba en la abundancia– estábamos establecidos en la cultura de la queja. ¡Qué vergüenza!

Me fui de Mendoza entre abrazos y lágrimas. No nos podíamos imaginar entonces que en los veinte años posteriores a este encuentro, nos volveríamos a ver para trabajar juntos por lo menos en treinta ocasiones. Desde Mendoza volé aquella tarde a Buenos Aires y, de allí, en un vuelo nocturno de American Airlines, a Miami. Fue la primera vez que tenía un asiento que se convertía en una cama. También fue la primera vez que dormí varias horas seguidas en un avión, ya que hasta entonces era incapaz de hacerlo.

En Miami me sentía un auténtico privilegiado, sentado en una cafetería que hay en el séptimo piso del edificio del aeropuerto desde donde se dominan perfectamente las dos pistas paralelas de aterrizaje y despegue. Recuerdo aquel desayuno esperando a Dídac con auténtica delectación: un par de horas escribiendo, café *ad libitum* —como es usual en Estados Unidos— y observando los aviones, que es una de las cosas que más me fascinan.

Nuestro vuelo a Caracas salía al día siguiente, de modo que, cuando, a media mañana, llegó D. de París, cogimos un taxi para ir al hotel, acomodarnos, darnos una ducha —cada uno la suya, sin confundirnos— y salir a comer y conocer la ciudad. De allí tengo pocos recuerdos, salvo la omnipresencia de los cubanos y las tiendas de electrónica en una inmensa hilera. Y el calor pegajoso que te mantiene permanentemente sudado. El hotel era un Hilton espléndido, como lo serían los de todo el viaje, porque, que yo recuerde, en aquella época las invitaciones de los laboratorios a los médicos no tenían las restricciones actuales (entre otras, no se pueden invitar acompañantes, la categoría máxima es de cuatro estrellas y no puede haber ningún extra ni ninguna noche de hotel que no pertenezca a los días del evento científico). Pero en 1990 nada impedía al laboratorio en cuestión alojarnos durante todo el viaje en hoteles de cuatro y cinco estrellas. Además de tener en ellos todas las comidas cubiertas, como es lógico, tenía pagados el teléfono y todos los extras que fueran *raisonables*, me dijo D. No quise probar el límite que su laboratorio ponía al término «razonable», y me parece que las copas ocasionales de la noche nunca fueron más allá de un Cardhu o un Knockando con hielo.

En el aeropuerto de Caracas nos esperaban un buen grupo de gente del laboratorio para desplazarnos juntos a la Barcelona venezolana, una ciudad más bien fea, de cerca de medio millón de habitantes, situada a 400 km al sureste de la capital. El avión estaba lleno hasta la bandera y la previsión era de mal tiempo durante el vuelo, de modo que las azafatas no permitían poner equipaje de mano en los compartimentos elevados, sino que se tenía que poner bajo del asiento de delante. El espacio era tan pequeño que mi cartera de mano no cabía, y me la hicieron poner en el espacio virtual que había entre mis piernas y el asiento. La postura era un poco incómoda y probablemente ridícula. Al verlo, mi vecina –una delegada del laboratorio– se puso a reír de una forma que primero me molestó un poco, luego me pareció claramente desproporcionada y, finalmente, me di cuenta de que era una risa histérica causada por el miedo del anuncio de la previsión del tiempo. Durante el vuelo, la chica –que no era muy bonita de cara pero que tenía una anatomía convincente– miraba asustada por la ventana las nubes negras y se estremecía a cada sacudida del aparato. Me cogió del brazo mientras yo, divertido con la escena, intentaba explicarle cosas para distraerla con la voz más modulada y suave que era capaz de emitir. Fue inútil. En el último minuto antes de aterrizar, totalmente descontrolada, me clavó sus uñas afiladas despiadadamente mientras yo me aguantaba el gemido. En las películas, de estas escenas siempre suele salir un flirteo, pero yo no saqué nada, casi ni las gracias. Y creo que ni siquiera me pidió perdón. Cuando se recompuso del descontrol, se debió sentir ridícula y no tuvo el suficiente sentido del humor para bromear. De modo que quedé arañado y sin premio de consolación.

Del aeropuerto nos llevaron en coche a un complejo turístico tropical –estábamos a la altura del paralelo 10–, donde se celebraba el congreso. El calor era pegajoso, pero el uso de la americana era obligado por razones sociales, de modo que la íbamos arrastrando todo el día, casi todo el tiempo colgada del brazo. Para que no se arrugase, el conductor las puso en el maletero del inmenso Oldsmobile, con tan mala suerte que la de Dídac se manchó con la grasa de la cerradura. Los tacos y los improperios contra el chófer los debieron de oír desde Lima, y las lamentaciones sobre la *veste* manchada que decía que le había costado mil francos duró el resto del viaje.

En el complejo turístico tenía un *bungalow* para mí solo, con una nevera abastecida de tonterías para picar, pero sobre todo de bebidas y licores de todo tipo. Después supe que esta cortesía era igual para todos los congresistas, muchos de los cuales a la hora de cenar del segundo día iban, absolutamente, borrachos. Todos los médicos estaban alojados con sus respectivas señoras, la mayoría de las cuales se habían emperifollado con un gusto más que discutible, a mi modo de ver. Yo era de los pocos invitados extranjeros que había en la reunión y todo el mundo me trataba con gran deferencia, aunque no tanta como la que le prestaban a D., que debía ser uno de los principales pagadores de la fiesta. Me llenaron de tarjetas pidiéndome que les mandara cartas desde Barcelona invitándoles a venir a uno de mis cursos. Después supe que con estos documentos conseguían que el Gobierno de su país les financiara el viaje y la estancia en el extranjero en concepto de formación académica. En general, los endocrinólogos me parecieron científicamente muy flojos, absolutamente interesados en ganar dinero y bastante corruptos (esta impresión sería aún más fuerte en la República Dominicana).

Mi conferencia debió de pasar sin pena ni gloria. Recuerdo que ya había oscurecido –esto de que a las siete de la tarde sea de noche y haga tanto calor como en verano en nuestro país desconcierta mucho al principio– y que tenía hambre. Después de mi clase venía la de D., que como que no tenía un español fluido se hacía traducir de forma consecutiva, con lo que el tiempo se doblaba para desesperación de los que entendíamos el francés. Sea como sea, acabamos cenando. Y nada mal, por cierto.

De regreso a Caracas, tuve mucho cuidado de no sentarme al lado de aquella tigresa arañadora. Bajo una nube negra absolutamente amenazadora, el avión tocaba tierra un par de minutos antes de que se descargara una tormenta tropical espectacular que, por suerte, contemplamos plácidamente tras los cristales de la sala de espera. Como consecuencia de la tormenta, todos los vuelos que venían de Europa fueron desplazados a Isla Margarita, y se organizó un desbarajuste de horarios espectacular. Nuestro vuelo a Quito salió con cinco horas de retraso. El piloto sin duda sabía que el aeropuerto ecuatoriano cerraba a las 11 de la noche, pero no dijo nada hasta que estábamos a medio camino, anunciándonos que deberíamos hacer escala técnica en Bogotá por esta razón.

El aeropuerto colombiano estaba ocupado militarmente y el hotel donde nos alojamos hasta el día siguiente por la mañana tenía un cordón policial alrededor. Mientras desayunábamos a una hora inhumana de la madrugada, se oían tiros en la calle, de vez en cuando. Por suerte, despegamos a las siete y media de la mañana sin problemas.

El aterrizaje en Quito me fascinó. El avión iba haciendo eses entre los picos andinos para terminar enfilando el valle donde está ubicada la ciudad. El paisaje era de un verdor extraordinario a pesar de la altura –cerca de los tres mil metros–, el cielo de un azul rabioso, y en él se recortaban unos inmensos cúmulos densos y blancos como la nieve de las montañas más altas.

El hotel era precioso y la gente del país me pareció la más amable y elegante de todos los países visitados. Hablé con bastantes médicos que me contaron las dificultades que tenían y cómo las afrontaban, sin quejas ni reproches ni sentimientos de inferioridad mal disimulados en relación con los del primer mundo. A diferencia de los venezolanos y los dominicanos, ellos no pretendían ser como los europeos, ellos eran andinos y punto. No lo sabría explicar muy bien, pero aquella gente me hacía sentir bien, eran auténticos, sabían hasta dónde podían llegar y sabían muy bien lo que querían. Acogían al profesor extranjero con respeto y agradecimiento por la visita y querían enseñarle con auténtico orgullo su realidad, sus retos y sus resultados. Las dos clases que hice en fórums científicos me salieron bien, y la que me tocó hacer a un centenar de pacientes ya la he explicado en otro capítulo.

La ciudad de Quito me cautivó. Los indios –es la ciudad americana donde he visto más– son los reyes de la artesanía local y tienen puestos ambulantes por todas partes. En una de estas barracas me atreví a comprar un animalito cocinado a la brasa, que no podía esconder su origen roedor detrás de unos inconfundibles dientes incisivos. Era un cuy o conejillo de Indias. Superada la impresión inicial, debo decir que la piel era crujiente y la carne de un sabor muy fino. También diré que no me lo terminé y que la cara de D. caminando a mi lado mientras me lo zampaba era un auténtico poema.

Una mujer alemana, de quien ahora no consigo recordar el nombre, había creado en Ecuador, hacía muchos años, una fundación a favor de los indios quichuas. La señora tenía más de ochenta años pero seguía dirigiéndola y pudimos saludarla. La fundación, en colaboración con el Gobierno, editaba diccionarios y libros para aprender a escribir la lengua nativa, y desarrollaba numerosas actividades para preservar no sólo el idioma –que en aquel momento me pareció muy vivo–, sino también la artesanía y la cultura quichua en general. Tenía una tienda en una calle céntrica de la ciudad, donde vendía joyas modernas hechas con diseños tradicionales y ropa tejida con lana, que me pareció preciosa y de mucha calidad. La tienda no tenía nada que envidiar a las mejores del paseo de Gràcia de Barcelona, por la calidad de los productos y la forma como estaban expuestos. Evidentemente, los precios no tenían nada que ver con los de los tenderetes de los indios, pero la calidad tampoco era la misma. Teniendo en cuenta, además, que todos los beneficios eran para la fundación, pagabas el capricho a gusto. Todo el mundo con quien tuve ocasión de comentarlo hablaba de la mecenas alemana con auténtica devoción.

Con el aterrizaje en Santo Domingo lo pasé mal. Era de noche, el aeropuerto estaba casi a oscuras y la maniobra de aproximación se hizo eterna hasta que el inmenso pajarraco de hierro empezó a rodar normalmente por la pista. Según Dídac –un tipo enormemente viajado–, desde que el avión saca el tren de aterrizaje hasta que se toca el suelo pasan cuatro minutos, pero en este caso el tiempo fue de diez eternos minutos por razones que no nos explicaron. El espectáculo en el *hall* del aeropuerto era de película de república bananera que, de hecho, es donde realmente estábamos, como se verá a continuación.

Mientras yo vigilaba los equipajes con cuatro ojos, D. fue a alquilar un taxi. En las estaciones de servicio de la isla no había gasolina porque la suministradora yanqui –la Shell– tenía el barco petrolero anclado en la bahía esperando a que el Gobierno pagara lo que le debía. De modo que toda la gasolina que había en la isla era de estraperlo a un precio tres veces superior al oficial. Pagamos 80 dólares de la época para ir hasta el hotel en un coche sucio y desballestado que apestaba a gasolina... porque llevaba cien litros en el maletero en bidones de plástico (!). La carretera estaba llena de baches y entramos a la ciudad pasando por unas calles absolutamente solitarias y oscuras durante unos interminables diez o quince minutos. Estábamos convencidos de que de un momento a otro el taxi se pararía, saldrían de la oscuridad un par de matones, nos lo quitarían todo y nos dejarían en calzoncillos.

Íbamos comentando esto para hacernos reír mutuamente y sacarnos el miedo de encima, mientras de vez en cuando le preguntábamos al chófer si todo iba bien. El hombre gruñía no sé qué y no apartaba la mirada de la carretera, como si no tuviera la menor idea de adónde iba. Sorprendentemente, después de una esquina, vimos un letrero débilmente iluminado que decía «Hotel». ¡Increíble!

El hotel funcionaba con su propio generador porque el país no suministraba electricidad desde el día anterior por la noche. Nos dijeron que toda la corriente eléctrica del país se fabricaba con generadores diesel, que el combustible se había acabado y no habría hasta el día siguiente, cuando descargaran el petrolero, según nos aseguró el botones del hotel.

El hotel tenía siete plantas. A las seis primeras se accedía por un ascensor que no funcionaba, y a la séptima por un elevador independiente, que cuando encendía el motor obligaba a desconectar temporalmente las luces de las habitaciones. Sin dejar de sonreír como si todo fuera lo más normal del mundo, el ama de llaves subió con nosotros en el ascensor especial. Arriba, había una segunda recepción para VIPS con un par de recepcionistas igualmente risueñas con una espléndida minifalda, que nos dieron la llave y nos acompañaron a las habitaciones para enseñarnos cómo se encendía el televisor, dónde estaba la nevera y todas estas cosas tan difíciles de aprender. Terminada la demostración, me dijeron, guiñándome el ojo, que estaban a mi disposición para cualquier cosa que deseara.

—¿Cualquiera? —les dije yo.

—Sí, señor, cualquiera.

—Pues verán, muchas gracias, pero esta noche lo que más deseo es dormir diez horas seguidas.

A las dos de la noche, todo el hotel quedó absolutamente a oscuras. Si abrías la puerta de la habitación, lo único que se veía eran unas lucecitas rojas de seguridad que más bien parecían las lámparas del Santísimo.

Y al día siguiente todo fue normal. El Gobierno había pagado, el petrolero estaba descargando y las centrales eléctricas funcionaban. Hacia el mediodía, un coche nos recogió para cruzar la isla de sur a norte por la parte estrecha e ir a parar a uno de esos centros turísticos tan repetidos por las agencias de viajes (Playa Bávaro y *tutti quanti*). Recuerdo pocas cosas: que se paró el aire acondicionado a las seis de la tarde, justo antes de mi conferencia, y que estaba horrorizado por las manchas de sudor en la camisa; que las diapositivas estaban desordenadas y nunca he llegado a saber por qué me pasó, teniendo en cuenta que soy muy meticuloso con estas cosas; que empezaba a tener ganas de regresar a casa y que el colectivo médico me hacía sentir vergüenza ajena. El congreso terminó como parece preceptivo en este país, es decir, en una discoteca. Me sorprendió que los oriundos pidieran siempre Coca-Cola sola y luego sacaran del bolsillo una petaca de ron bueno para hacerse su propio cubalibre. En aquella época, Juan Luis Guerra, con su bilirrubina, era un auténtico ídolo nacional. Sus canciones sonaban en todas partes.

El regreso tuvo una sola anécdota, la del niño con hipoglucemia en el vuelo de Santo Domingo a Nueva York. Como en las películas, por el altavoz se pidió si había algún médico a bordo. D. y yo nos levantamos. Una mujer de unos treinta años tenía en el regazo a un niño negro de unos dos años que tomaba un zumo de piña. Nos contó que padecía bajadas de azúcar espontáneas –no era diabético, ni se ponía insulina– y su médico dominicano le mandaba al hospital Mount Sinai de Nueva York para que le examinaran. El niño –que estaba bastante gordo– tenía buen aspecto y después del zumo de fruta estaba a 80 mg/dL de glucemia, según pudimos comprobar con el glucómetro de la madre. O sea que, por suerte, no teníamos nada más que hacer que desearle a la señora que en el hospital encontraran una solución para su hijo. De nuevo en nuestro asiento, la azafata nos llevó un largo formulario para rellenar, donde nos pedía algunos detalles sobre la incidencia y que explicásemos por qué no había sido necesario pedir al piloto que aterrizara en el aeropuerto más próximo. ¡Hay que ver! Todavía estábamos rellenando el formulario cuando la misma azafata nos trajo una botella de Veuve Clicquot, cuyo contenido fue bajando durante el par de horas que faltaban para llegar a Nueva York.

En Nueva York nos despedimos con un abrazo. Dídac volaba hacia París y yo hacia Barcelona, vía Madrid. Desde entonces nos hemos reencontrado bastantes veces en reuniones y congresos, y hemos recordado con mucho afecto este largo viaje por las Américas.

LOS TALLERES
(workshops, ateliers...)

Que yo sepa, el primero que usó, en nuestro entorno, esta palabra para convocarnos a una actividad de aprendizaje fue Josep Maria Pla, del grupo de endocrinología de Girona. Era a finales de la década de 1970 y nos reunimos un grupo de profesionales en el hotel Hipòcrates de Sant Feliu de Guíxols para hablar del tratamiento de la diabetes durante un par de días. La palabra era perfectamente adecuada, porque trabajábamos básicamente como si estuviéramos en un taller o un obrador. Cuando se hablaba de dieta, se trabajaba con alimentos naturales, básculas, fogones, etc. Cuando se hablaba de insulinas, estaban físicamente encima de la mesa y discutíamos sus diferentes pautas y, cuando se trataba de ejercicio, no era una lección teórica, sino que íbamos a correr y los que querían comprobaban el efecto de la actividad física sobre la glucosa. Finalmente, cuando se hablaba de aspectos sexuales… no se anime el lector, no llegábamos a tanto. En colectividad, claro, porque en la intimidad quizás hacíamos como José M.ª Aznar con el catalán.

Tocar, escoger y remover es la clave para aprender. Es el tercer sentido implicado en el proceso, junto con la vista y el oído, y nos recuerda aquel adagio (atribuido a Franklin, pero que parece que lo pidió prestado a un proverbio chino) que dice:

«Escucho y olvido
Veo y recuerdo
Hago y aprendo».

Aunque a veces se sumen también el olfato y el gusto, como en el caso de los talleres de cocina, por ejemplo. Indiscutiblemente, cuantos más sentidos entren en el proceso, más posibilidades hay de saber hacer.

Los talleres han sido una constante en nuestros seminarios, casi desde que empezamos. Con ellos pretendíamos no sólo que el alumno adquiriera una determinada habilidad, sino que nos permitía establecer analogías con otros aspectos del conocimiento, a menudo muy alejados de temas médicos. Se puede decir que los talleres en sí mismos eran auténticas metáforas. En ocasiones, los propios alumnos descubrían muchas más analogías de las que nosotros habíamos imaginado. La lista de talleres sería interminable y aburrida, pero no puedo resistirme a explicar media docena de ellos:

a) *Comer con palitos chinos*

La familia Kao tiene un excelente restaurante chino en mi barrio de Barcelona, el Xangai, en la calle Bisbe Sivilla. Nos conocemos del vecindario desde hace treinta años y somos clientes asiduos de su restaurante casi desde entonces. Siempre nos sorprendía que –a diferencia de los restaurantes chinos de Londres, que nos gustaban mucho ya en la época del perfume pachuli– en la mesa había cuchillos y tenedores en vez de los clásicos palitos. La explicación que nos dábamos Josep Maria Kao y yo era que éste es un país poco curioso y con un elevado sentido del ridículo. Y se podía añadir que no hace puñetera falta aprender a comer con palitos si no se obtiene ningún beneficio añadido, ya que el placer de comer aparentemente es el mismo. Y, así cenando, se nos ocurrió que teníamos ante nosotros un buen modelo de lo que sucede en el día a día de muchos médicos y sobre todo enfermeras. Y así fue la cosa. En el siguiente seminario de la Fundación había un fantástico taller de veinte minutos en el que Josep Maria y Lluís Kao, absolutamente serios, invitaban a unos alumnos atónitos a usar los palitos para comer, advirtiéndoles de que si no lo aprendían desde entonces hasta la hora de cenar, se quedarían sin comer, ya que la cena se serviría en su restaurante sin cubiertos occidentales. Observar el comportamiento de los sanitarios era apasionante. Los que ya sabían (muy pocos) sonreían con suficiencia, observando las muecas de los demás. Algunos tenían grandes dificultades, constantemente se les cruzaban los palitos o se les caían de los dedos y eran incapaces de coger nada, ni siquiera un trocito de carne, y no digamos unos cuantos granos de arroz. La mayoría perseveraba con una extraordinaria voluntad, pero algunos pasaban un poco y trataban de distraer a los monitores preguntando cosas que no tenían nada que ver con el objeto del taller. Había algunos que –viendo que no lo conseguirían– comenzaban a manifestar su malestar considerando que era un abuso que se les «obligara» a cenar con palitos. Hasta que alguien dijo:

–Escuchad, chicas, ¿no os parece que estamos poniendo la misma cara que nuestros pacientes cuando les «obligamos» a aprender a usar un inyector de insulina y no les damos opción para no hacerlo?

¡Bingo! El mensaje había aparecido. Ponerse en la piel del otro (o ponerse en sus zapatos que dicen los ingleses), condición indispensable para ejercer la profesión sanitaria. Parece obvio, pero no lo es tanto, os lo aseguro.

b) *Los gitanos nos dan clase*

Un seminario que recordaremos siempre –y no necesariamente por los buenos momentos, aunque fueron muchos– fue el del año 1996, que llamamos «de las culturas» y que en realidad se titulaba «Las barreras transculturales en la educación de pacientes». Amadeu Punset escogió para la portada del programa la pintura de Brueghel que representa la Torre de Babel, y a fe de Dios que lo adivinó. A ratos, la comunicación fue muy difícil y se vivieron manifestaciones xenófobas y racistas, aparentemente inimaginables en el mundo sanitario. Lo que los organizadores pretendíamos era dotar a los participantes de conocimientos y recursos que les permitieran acercarse mejor a pacientes de otras culturas como los árabes, los subsaharianos o los sudamericanos. Pero también añadimos culturas aparentemente mucho más próximas como la de los gitanos, andaluces, gallegos o catalanes. Había siete u ocho talleres que los alumnos visitaban rotatoriamente como si fueran tenderetes de una feria de muestras. Uno de los talleres lo conducían cuatro gitanos, dos parejas de dos generaciones diferentes. El objetivo que los gitanos se propusieron fue explicar a los payos cómo se sentían ellos cuando iban al médico. En un improvisado *rol-play*, monitores y alumnos se alternaban en el papel de paciente y familiar por un lado y en el de médico y enfermera por el otro. Los gitanos pretendían que los payos comprendiéramos algunas cosas, como por ejemplo por qué toda la familia acompaña al enfermo y por qué a menudo no acuden a la cita o lo hacen a la hora que les conviene, no en la pactada. En muchos casos fue en vano. Mis compañeros pretendían que los gitanos se adaptaran a las costumbres de los payos, porque «estáis en este país», que era como decirles que ellos no eran de este país, sino ciudadanos de segunda, inmigrantes a perpetuidad.

–Estamos en España –afirmaban indignados cuando los gitanos hablaban entre ellos en caló, o los gallegos y los catalanes se dirigían a sus compañeros en catalán y gallego en vez de hacerlo en castellano.

La esquizofrenia llegó a su punto máximo con el taller andaluz. Se lo encargué a Manuel, un enfermero espléndido que vive y trabaja en Málaga, excelente docente y excelente persona. Centró su taller en el flamenco –disciplina en la que es un auténtico experto– porque consideró que era una de las esencias del andalucismo. Su taller fue impecable y consiguió que los que observábamos el flamenco con un cierto distanciamiento comprendiéramos la fuerte carga emocional de su canto. Decía cosas tan bonitas como que «el flamenco no se siente aquí –se señalaba la cabeza– ni aquí –se señalaba el corazón–, sino aquí», y se ponía el puño en el estómago. Resultó que Manuel no había nacido en Málaga, sino en Madrid, y se había trasladado a Andalucía de adolescente. Cuesta creerlo, pero algunas andaluzas le negaban el derecho a hacer este taller porque no tenía sangre andaluza. No por sabido es menos inquietante, pero no hay duda de que Hitler tendría muchos seguidores si renaciera, y no sólo entre las capas bajas de la población.

c) *La mujer del trapecio*

En un seminario organizado por encargo de la Federación Española de Educadores, vino una artista de circo y colgó un trapecio de una viga alta del *hall* del hotel El Muntanyà. Es fácil de imaginar la sorpresa de los clientes cuando entraban a inscribirse y tampoco puede sorprender la consternación de los alumnos cuando Laura les dijo que quien no se subiera al trapecio, no aprobaría el curso. Sorprendentemente, muchos subieron y algunos consiguieron adoptar una postura mínimamente digna. La euforia de éstos era indescriptible. Y la metáfora era doble: somos (los pacientes, nosotros) capaces de hacer más cosas de las que creemos, y superar retos considerados a priori muy difíciles aumenta enormemente la autoestima.

d) *El taller de cálamo*

Un taller que triunfó ya hace siete u ocho años y que sigue siendo estrella en muchos cursos es el que Jordi Belloso se sacó un día de la manga. Jordi es filólogo árabe y habla esta lengua con fluidez. Cuando tiene a todos sus alumnos reunidos dispara un discurso en árabe con voz potente. Al cabo de un par de minutos, el desconcierto es absoluto, hasta que un rato después alguien empieza a deducir que se ha presentado diciendo su nombre y que está preguntando a los alumnos cuál es el suyo. Entonces escribe en la pizarra el nombre en árabe de cada uno. Sin cambiar de idioma en ningún momento, les empieza a explicar cómo se tienen que construir un cálamo con un trozo de caña de bambú y un cúter, y, hecho esto, les hace escribir su nombre con tinta china en una cartulina. La calidad del cálamo, del cúter y del trazo de la escritura es evaluada por el monitor verbalmente y con gestos, lo que suele provocar la hilaridad del personal. Jordi consigue hacer entender –sin una sola palabra comprensible– que con buena voluntad por parte del maestro y de los alumnos, y con el uso de los recursos adecuados, se puede conseguir un objetivo educativo, por lo menos de habilidad, y quién sabe si también cognitivo con un poco más de tiempo y utilizando otras estrategias.

e)　Los nudos marineros

Mi amigo Miquel es pescador en El Port de la Selva. Es un hombre bastante corpulento, apuesto y afable, con la cabeza permanentemente cubierta con una gorra de marinero que hay que suponer que se quita para ir a dormir. Miquel es una gran persona, orgulloso de su trabajo, de su pueblo y de su familia. Y yo tengo el privilegio de que me considere amigo suyo, de modo que abusando un poco de él –como acostumbramos a hacer con los amigos–, ya hace algunos años, en uno de nuestros primeros seminarios en El Port de la Selva le propuse que nos enseñara a construir un palangre y a hacer algunos nudos marineros. Debió de pensar que estaba como un cencerro, pero accedió, no sé si de buena gana o por quedar bien. Sólo me puso una condición: que no le hiciera sacar la gorra. Miquel optó por la didáctica clásica, es decir, hago una introducción teórica, demuestro cómo es lo que quiero que hagáis, os lo dejo hacer, os corrijo si os equivocáis y –muy importante– os evalúo al final. Sus manazas fuertes, anchas, enrojecidas y carnosas contrastaban con las de las enfermeras, que eran pequeñas, blancas, finas, con los dedos delgados, teóricamente mucho más dotadas para hacer un nudo de anzuelo, que requiere una cierta habilidad y fineza de movimientos. Total, que mientras Miquel hacía media docena de nudos bien hechos y fuertes, las enfermeras se peleaban con el primero o estaban recogiendo del suelo el anzuelo que les había caído de la mesa. Finalmente, adquirieron una cierta habilidad y se entusiasmaron con el trabajo, compitiendo en equipos de seis personas. Al cabo de un rato, la mayoría estaba literalmente eufórica cuando veía que el palangre iba creciendo en longitud, y miraba de reojo al equipo rival para ver en qué punto estaba. La autoestima cayó en picado cuando Miquel, con una sonrisa, les mostró que más de la mitad de nudos no hubieran aguantado el primer tirón del pez.

El taller permitió darse cuenta de muchas cosas, como por ejemplo de las diferentes estrategias del trabajo en equipo. En este campo, ganaron claramente las estrategias de «especialización jerarquizada» (unos hacían nudos de anzuelo, los otros nudos del hilo de nilón con la guía, y una persona dirigía y coordinaba el ritmo de producción) por encima de las de «cooperación» (es decir, entre todos lo hacemos todo). Los participantes se sorprendían de la extrema habilidad de unas manos tan supuestamente chapuceras (es mucho más importante el entrenamiento y la habilidad que tener los recursos idóneos) y de la fineza de movimientos, ya que daba la sensación de que no se hacía ningún esfuerzo (la eficiencia de los profesionales bien formados).

f) *La ceguera transitoria*

Los que nos dedicamos a la especialidad de la diabetes, con cierta frecuencia visitamos a personas ciegas o con graves afectaciones visuales. Algunos de nosotros, gracias a las actividades docentes de la Organización Nacional de Ciegos Españoles (ONCE), hemos adquirido habilidades mínimas para acompañar a los invidentes o para darles indicaciones precisas, evitando pronunciar frases estúpidas como «un poco más a la izquierda». Pero la primera vez que decides vivir tres cuartos de hora —¡sólo tres cuartos de hora!— como un ciego, la sensación es muy impactante. Mi primera experiencia fue en Grimentz en uno de los seminarios de Assal, que ya he comentado antes. Con un antifaz negro absolutamente opaco y un bastón había que pasear por el pueblo, ir a comprar el pan, ir al bar, ir al váter, etc., mientras que otro compañero te vigilaba para que no tuvieras un accidente y, en un ejercicio posterior, el otro te hacía de ciego y tú de lazarillo. Los descubrimientos se sucedían uno tras otro: angustia inmediata, inseguridad, miedo, rápida percepción de otras sensaciones como los cambios de temperatura en la piel (inmediatamente sabías si estabas caminando por el sol o por la sombra), los ruidos (vale la pena experimentar la variedad de sonidos que llegamos a percibir cuando nos tapamos los ojos un rato), la enorme utilidad del bastón, la absoluta necesidad de confiar en alguien como el compañero lazarillo, etc. Y todo esto sabiendo que aquella «ceguera» caducaba al cabo de pocos minutos. Con algunas variaciones, hemos introducido estos talleres en nuestros seminarios. Siempre nos ha resultado muy impactante, incluso para personas que ya habían pasado otras veces por esta experiencia. Variantes de este tipo de taller son el de la «mala visión» (no es lo mismo ver poco que ver mal) usando unas gafas especiales que hacen claroscuros, deforman las imágenes, etc., o bien el taller del «handicap físico», donde los participantes juegan el rol de un amputado o de un parapléjico, y deben aprender los trucos que los fisioterapeutas enseñan para poder pasar ellos solos del váter a la silla de ruedas o irse a la cama o subirse al coche. Son actividades literalmente agotadoras y que recomiendo efusivamente para tratar de comprender lo que supone no tener una pierna, o no distinguir los objetos a un metro de distancia, por poner un par de ejemplos.

Como el lector habrá deducido, toda esta serie de experiencias y muchas otras parecidas que hemos ideado pretenden, fundamentalmente, poner a la persona en el lugar de los demás, ya sea de una forma más o menos directa, o por analogía. Lo que hemos aprendido hace mucho tiempo es que este sistema es mucho más eficiente que el convencional «yo explico, tú escuchas», a pesar de que en un momento u otro es necesario que alguien ordene mentalmente estas vivencias y promueva las conclusiones entre todos.

La Federación de Asociaciones de Educadores en Diabetes

Muy al principio de la década de los ochenta, los fabricantes de tiras reactivas para determinar la glucosa sanguínea al instante se empezaron a dar cuenta de la inmensa potencialidad del negocio. Poco a poco al principio, y de forma exponencial después, médicos, enfermeras y pacientes nos dimos cuenta de la importancia de la determinación rutinaria de la glucosa en sangre para mejorar el control de la diabetes y para reducir los riesgos a corto y a largo plazo. El consumo de este material crecía de forma espectacular y no digamos los beneficios, ya que los costes de producción eran irrelevantes y las tiras –a cargo de la Seguridad Social desde los primeros años– se vendían a unas cien pesetas cada una. No hacía falta ser ningún cerebro privilegiado en finanzas para darse cuenta de que invertir en educación de pacientes –ayudando a los centros que nos dedicábamos a ello– tenía una rentabilidad que ni la bolsa en sus épocas más esplendorosas. Javier Corral, de la empresa americana Miles, tuvo la brillante idea de proponer a un grupo de médicos de los llamados «líderes de opinión» (una majadería de la que más adelante quizás hablaremos) una reunión de trabajo en el Parador de Segovia, para discutir en un par de días, y bajo la coordinación del profesor Serrano Ríos, la conveniencia de crear una sociedad estatal de educadores en diabetes. Nos reunimos una treintena de personas alrededor de una gran mesa con la finalidad de reflexionar sobre este punto y, si nos parecía que valía la pena, elaborar un borrador de estatutos. En un momento de la discusión había dos posturas difícilmente conciliables, la que capitaneaba el profesor M. –vinculado al Opus Dei y que el lector ya conoce– y que defendía la idea de que lo más importante que debía tener un buen educador era vocación, buena voluntad, afecto hacia sus pacientes, etc., y la que defendía yo, más centrado en dominar bien la técnica y las habilidades didácticas. La discusión iba subiendo de tono y a medida que el otro defendía valores morales por encima de la profesionalidad, yo me iba poniendo cada vez más nervioso. Serrano aguantaba impasible la disputa y nos iba dando alternativamente la palabra, hasta que se hartó y lanzó una frase que he usado infinidad de veces en mis clases sobre educación de pacientes:

–Yo creo que los dos tienen razón y que no hay tal antagonismo entre técnica y vocación, porque... vamos a ver, estoy seguro de que incluso el profesor M. estará de acuerdo con nosotros en que en el amor, si no hay una buena técnica, los resultados pueden ser lamentables.

La risa del auditorio cerró esa discusión estúpida, y la frase ha quedado como una síntesis impecable de lo que debe ser la educación: amor y técnica al mismo tiempo y a partes iguales.

La reunión de Segovia acabó con un documento en el que los asistentes declarábamos nuestra intención de construir una sociedad profesional y reclamábamos de la Administración las medidas adecuadas para profesionalizar este trabajo, creando plazas de enfermería y dotando a los servicios hospitalarios de personal suficiente para desarrollar esta tarea.

Dos años después, nos encontrábamos en Pamplona unas doscientas personas procedentes de toda España, esta vez no sólo médicos, sino también enfermeras, dietistas, trabajadores sociales y psicólogos. Era el Primer Congreso de Educadores en Diabetes.

Las sesiones «científicas» eran más bien flojas, y los supuestos grupos de trabajo iban a toque de silbato y de consigna. El inefable profesor M. –que estaba en su ciudad– llevaba la batuta y dirigía la orquesta. Hasta que llegó el momento de la asamblea, de la que debían salir los estatutos de la nueva sociedad.

Presidía otra vez *Manolo*, que es como cariñosamente llamábamos al profesor Serrano Ríos. Yo creo que se imaginaba una sesión plácida y que en un par de horas, a lo sumo, terminaríamos el trabajo. Pero los catalanes –que éramos un grupo importante–, con la ayuda de los vascos, decidimos molestar un poco. De hecho, no teníamos nada que perder. Solté un discursito descaradamente político, explicando que había personas que pensábamos que la nueva España de las autonomías tenía que hacer un esfuerzo y cambiar su modelo antiguo de *sociedades nacionales* por uno federal, más de acuerdo con la nueva situación política. Esto permitiría una «auténtica descentralización», «morder la realidad más inmediata» –frase descaradamente robada a Gonçal Lloveras–, «que cada uno se organizase según sus auténticas necesidades» y todas estas cosas que dicen los federalistas. No sabíamos cómo terminaría, pero la jugada era divertida porque, si prosperaba, sería la primera sociedad científica federada, por lo menos en el campo de la medicina. ¿No queríais *café para todos*? Pues toma. Diecisiete sociedades de educadores –en Cataluña ya la teníamos antes que nadie– y una junta de portavoces que elegiría un presidente, un secretario y un tesorero. La mayoría de los asistentes no lo entendían, porque les parecía que si los catalanes éramos más numerosos, teníamos que querer tener más representantes en la nueva sociedad. Y creían que les llevábamos al huerto. Incluso alguien con más mala leche decía: «Tanta generosidad de los catalanes me confunde». Y es que esto de las federaciones les sonaba –exactamente como ahora– a sánscrito.

Hay que reconocer que, con todos los respetos, no era fácil imaginar una sociedad de educadores en La Rioja, pongamos por caso. Pero éste no era nuestro problema. Lo que nosotros intentábamos era que la sociedad catalana no fuera, una vez más, una sociedad regional sin ninguna relevancia significativa en relación con la española. Y nos salimos con la nuestra. Más por pesados que por convincentes. Después de una sesión maratoniana en la que Serrano Ríos de vez en cuando decía: «Pero bueno, ¿votamos o no votamos?». Finalmente, se votó y ganamos los federales. Comprendí a los políticos cuando, contra todo pronóstico, ganan una votación en el Parlament porque han sido capaces de convencer a los adversarios o, simplemente, porque les han cogido despistados y con la guardia baja. Sea como sea, aquella noche los catalanes estábamos eufóricos.

No recuerdo si fue en aquella misma sesión o semanas después en una reunión del comité federal, pero salí elegido presidente de aquella nueva entidad. Con mi amigo Pep Moreiro de vicepresidente y una enfermera madrileña de estilo contundente, Maria Jesús, tratamos de tirar del carro y organizar los primeros congresos que me parece recordar que se hicieron durante mi mandato en Madrid, en Santiago de Compostela y en San Sebastián. La verdad es que la mayoría de los trabajos que se mandaban allí tenían muy poca calidad y los del comité científico teníamos que hacer lo imposible para elaborar un programa lo suficientemente digno. Sin embargo, el alud de enfermeras crecía de forma exponencial de congreso en congreso, porque aparte de esto se les ofrecía muy poca formación y porque los laboratorios que fabricaban tiras reactivas invertían mucho dinero. Con el tiempo, la Federación de Asociaciones de Educadores en Diabetes (FEAED) se convertiría en una sociedad de enfermería y se desvirtuaría la razón fundacional. Desde mi punto de vista, también tenía muy poco sentido que una sociedad científica de diabetes no pretendiera la educación de los pacientes, y que los profesionales que desarrollaban esta actividad se juntaran en una sociedad paralela. La Sociedad Española de Diabetes (SED) lo resolvió creando un Grupo de Estudio de Educación Terapéutica (GEET) dentro de su seno y la Societat Catalana de Diabetis (SCD) lo hizo mejor todavía, creando una sociedad única –que pasó a llamarse Associació Catalana de Diabetis (ACD)–, dependiendo de la Acadèmia de Ciències Mèdiques (ACMCB), que reúne a todos los profesionales de la salud (enfermeras, psicólogos, asistentes sociales, podólogos, médicos...) relacionados con la diabetes. Espero que el lector sepa perdonarme este empacho de siglas y acepte mi promesa de no repetirlo nunca más.

En los más de veinte años transcurridos desde la creación de la Federación Española de Asociaciones de Educadores, el despliegue de la educación de pacientes con diabetes se ha hecho de forma muy irregular en el territorio español. Algunos hospitales se han dotado de personal muy cualificado y se han organizado realmente de una forma diferente a la tradicional, con un reconocimiento indiscutible de este tipo de actividad. Otros se han limitado a decir que la educación de pacientes es fundamental –esto lo dicen todos– y a maquillar un poco la actividad biomédica con algún tipo de grupos de pacientes y poca cosa más. En otros lugares, las administraciones han desplazado la asistencia de los pacientes diabéticos hacia la asistencia primaria, dejando a un lado a los especialistas. En este caso, y con buen criterio, los generalistas han incluido la educación diabetológica dentro de la educación sanitaria global de los pacientes crónicos. Aunque cabe decir que, en términos generales, a este nivel, la falta de personal (en calidad y cantidad) ha sido realmente terrible.

La mayoría de edad de la Federación creo que la obtuvimos el día en que el ministro de Sanidad de la época –el señor Ernest

Lluch– nos recibió en el Ministerio gracias a las gestiones de Maria Jesús. El buen hombre estaba radiante porque aquella misma mañana, viernes, se había aprobado la Ley de Sanidad en el Congreso de los Diputados. Nos escuchó educadamente, nos hizo algunas preguntas pertinentes y prometió que tendría en cuenta nuestros deseos de que la educación de pacientes se profesionalizara. Al terminar la reunión, Ernest Lluch me dijo:

–¿Usted va a Barcelona ahora?

–Sí –le dije yo.

–Pues si quiere venir conmigo quizá saldrá ganando, porque los viernes… ya sabe…

¡Formidable! Trayecto con el ministro, en coche oficial –creo recordar que era un Opel Senator blindado– y con el coche de los escoltas detrás de nosotros. La avenida de América era un lío colosal y apenas nos movíamos. Pasados algunos minutos, el chófer dijo:

–Señor Ministro, creo que vamos a llegar tarde al aeropuerto. ¿Qué le parece si procedo a…?

–Proceda, si no hay más remedio –respondió el ministro.

El chófer abrió la ventanilla, adhirió una luz imantada en el techo y la conectó al encendedor. La sirena empezó a sonar y… ¡venga! La acera de la calle, la cuneta de la autopista, la mediana… todo valía. Los escoltas a toda prisa detrás de nosotros y yo disfrutando sólo al pensar lo que les contaría a mis nietos –mis hijos ya eran demasiado mayores y no les podría impresionar– cuando los tuviera. Llegamos en cinco minutos al puente aéreo, a la sala VIP. Entonces el ministro me dijo que el chófer me acompañaría a comprar el billete si quería. Cuando estaba a punto de comprarlo en la taquilla, el chófer me dijo lo siguiente (textual, lo juro por mi madre):

–Hoy el señor ministro viaja en preferente.

Y yo que le respondí:

—Hoy el doctor Figuerola también viajará en preferente.

Al volver a la sala, un coche nos llevó hasta la escalera del avión. Subimos, se retiró la escalera y despegamos.

Estaba fascinado. Deseaba hablar con Ernest —que me parecía una persona muy cordial y accesible—, pero al mismo tiempo no quería molestarlo si él tenía ganas de leer o, sencillamente, dormir. La azafata me ayudó a romper el hielo cuando apareció con el diario *Avui* y el semanario *El Món*, tristemente desaparecido. Ver prensa en catalán en Iberia en la década de 1980 me provocó un ataque de hilaridad. Le comenté al señor Lluch —que me miró con curiosidad— que era la primera vez que me ofrecían este tipo de prensa en la aerolínea española, que si esto sucedía sería porque él viajaba en el avión. No se lo creyó. Me respondió que Iberia había cambiado mucho. Le dije que no querría molestarle, pero que a los políticos que están en lo más alto del poder les esconden parte de la realidad. Inmediatamente pensé que no le habría gustado mi comentario y que había metido la pata. Intenté arreglarlo diciéndole que hacía tiempo que no tomaba el puente aéreo (¡mentira!). El hombre se debió oler que soy un republicano independentista a quien no le gustan los socialistas y, en vez de darme la espalda, empezó a explicarme historias de los movimientos radicales catalanes y su estrategia. ¡Lo sabía todo! No juzgaba, sólo contaba hechos, hablaba de personas y alguna vez —pocas— interpretaba. Cada vez me sentía más poca cosa. Terminé dándole las gracias por la clase y me miró complacido y benevolente.

Cuando llegamos al aeropuerto de El Prat, me llevó con su coche hasta el centro de Barcelona. Cuando decidí que tenía que bajarme, me advirtió que lo hiciera lentamente, porque si no los escoltas que nos seguían se me echarían encima. No se me habría ocurrido algo así. Nunca había hecho los movimientos para salir de un coche con tanta suavidad. La puerta ni se oyó al cerrarla.

Quince años después de esta anécdota, una noche fría de otoño se producía una manifestación impresionante por la paz en el paseo de Gràcia de Barcelona, poco después del asesinato de Ernest Lluch por parte de ETA. Gemma Nierga nos puso a todos un nudo en la garganta con una frase fuera del guión. Yo ya hacía rato que contenía las lágrimas, recordando a uno de los pocos políticos de primera fila por quien —a pesar de no coincidir con sus planteamientos— sentía admiración y respeto.

Ponencias, conferencias y comunicaciones
en congresos

Cuando se trabaja en un hospital, como era mi caso, se accede al mundo de los congresos de muy joven, porque la carrera profesional del médico depende en gran parte de las comunicaciones científicas que presente y de las posteriores publicaciones que puedan salir. Como en todo, es importante darse a conocer. O sea que es bueno que hablen de ti, aunque sea mal. Aparte de que delante de los amigos, esto de «ir de congresos» siempre presume, sobre todo si les dejas creer las connotaciones erótico-lúdicas que se les atribuyen y que suelen ser bastante menos relevantes de lo que la gente supone.

No puedo recordar con certeza mi primer congreso ni tampoco mi primera comunicación científica presentada, aunque es muy probable que fuera en una reunión de la Societat Catalana d'Endocrinologia, que creo recordar que tuvo lugar en Palma, en la isla de Mallorca. La mayor parte de la concurrencia la componían los del hospital de Sant Pau y nosotros, los del Clínic. En aquella época –mediados de la década de 1970–, Sant Pau tenía un indiscutible caché que los del Clínic no podíamos ni imaginar. Sant Pau era el hospital de la burguesía catalana, pero ya estaba en decadencia, mientras que nosotros éramos el hospital de los gitanos y de los pobres de solemnidad, pero íbamos al alza desde la profunda reforma de 1972. Los dos equipos de endocrinología –muy numerosos, porque a este tipo de congresos se iba con la pareja y a veces con la familia entera– nos discutíamos dialécticamente en las sesiones y nos mirábamos con recelo en los actos sociales, cada uno de nosotros atrincherado alrededor de la mesa respectiva, junto a sus compañeros. ¡Qué ridículo que me parece ahora cuando pienso en ello! Es cierto que cuanto menos sabes, más cretino puedes llegar a ser. Por suerte, en los años siguientes, a pesar de la saludable y estimulante rivalidad, las relaciones entre grupos de trabajo en Cataluña han sido de cordialidad, respeto y muy a menudo de excelente colaboración.

Sea como fuere, posiblemente allí hice mi primera comunicación bajo la mirada atenta de mi jefe. Nervios, petulancia, algunos pacientes analizados a toda prisa, diapositivas casi caseras y un estudio estadístico impresentable que Neus Potau se encargó de corregirme en el momento de la discusión... con bastante benevolencia por su parte, todo hay que decirlo.

Otra reunión local simpática de esta época inicial se hizo en la Universidad de Cervera, de triste memoria histórica para Cataluña. El fisiólogo profesor Segura –que creo que era hijo de allí– tenía muchas ganas de hacer una especie de rehabilitación de las instalaciones y organizó una reunión científica de un par de días que tuvo bastante éxito. El ambiente era frío e inhóspito y el hotel –una fonda, para ser más precisos– tenebroso y más bien triste. Lo más divertido fueron las camas, que eran metálicas. La combinación de camas metálicas, paredes finas y fogosidad de algunos congresistas, dio lugar a una noche bastante ruidosa, que fue jocosamente comentada por algunos descarados durante el desayuno de la mañana siguiente. Había algunos que miraban al techo y alguna que se sonrojó.

La primera ponencia que recuerdo en un congreso la hice en Valencia en 1976, en una de las reuniones anuales de la «Lucha antidiabética de la Cruz Roja», entidad actualmente desaparecida y que tenía claras reminiscencias franquistas. La ignorancia es la madre del atrevimiento, y acepté hablar de las alteraciones inmunológicas en la diabetes, de las que justo entonces se empezaban a saber cosas. Con una revisión bibliográfica hecha a la antigua —es decir, pasándome horas en la biblioteca de la Facultad repasando revistas—, siete casos (¡siete!) de diabetes tipo 1 con determinación de anticuerpos, algunas diapositivas con fondo azul —que justo entonces se empezaban a hacer— y mucha, mucha cara, apañé veinte minutos de conferencia que —angelitos todos ellos porque debían saber menos que yo— aplaudieron bastante. Visto a lo lejos, me estremece el atrevimiento de mis veintiocho años.

El primer congreso internacional al que fuimos fue uno sobre obesidad en Londres. Entre que mi inglés era entonces mucho más deficiente que el de ahora, y que no conocía casi la ciudad del Big Ben, me parece que al congreso me acerqué sólo a recoger la documentación. El viaje nos lo organizó una agencia que se llamaba Turavia, y cuando estábamos a punto de volver, leímos en los periódicos que los *engineers* (creíamos que eran los ingenieros, pero de hecho eran los mecánicos) de la British Airways hacían huelga y los aviones no salían del aeropuerto. Y tuvimos dos días más de turismo gratis, que tenía que pagar religiosamente la agencia.

A medida que mis conocimientos de inglés mejoraban y que yo también era más competente en los temas que se trataban, la asistencia a las sesiones de los congresos aumentaron. Y no hace falta decir que cuando la participación pasó a ser aún más activa con la presentación personal, la gente de mi grupo alcanzó una notable calidad en la presentación de trabajos hechos en el hospital, y era un auténtico orgullo sentirse, primero, una parte activa del grupo, y luego —durante más de diez años— el jefe del mismo. Las presentaciones se convirtieron en nuestra auténtica tarjeta de visita y se nos reconocía fácilmente por la calidad de las diapositivas, la precisión en el texto y la calidad de una oratoria, que era austera pero al mismo tiempo convincente y ligeramente brillante. Entrenábamos las presentaciones —las llamábamos «prédicas»— en nuestra aula y aceptábamos de buen grado las críticas de los compañeros, porque sabíamos que esto mejoraba el producto final. Siempre he intentado transmitir mi firme convencimiento de que forma y fondo son igual de importantes, explicando, a quien me haya querido escuchar, que el pescado puede ser muy fresco, pero si está puesto de cualquier forma en la cesta de la tienda, es mucho más difícil venderlo. Parece mentira que una cosa tan obvia como ésta haya gente que la menosprecie y considere que la ciencia no necesita un mínimo envoltorio para lucir.

En los congresos de biomedicina, una comunicación es muy diferente de una ponencia. El lector que ya lo sabe me perdonará unas líneas para explicarlo a aquellos que lo desconocen. La comunicación es el resumen de un trabajo que el congresista propone al comité organizador del congreso. Este resumen —internacionalmente conocido como *abstract*— se manda sin firmar al comité científico del congreso que es quien decide si se acepta o no, y también decide muchas veces si se acepta como comunicación oral o va a póster, es decir, que se exhibirá el trabajo en un panel de dimensiones generosas durante unas horas. La ponencia —a menudo llamada conferencia— puede ser aislada o bien formar parte de un *panel* o una mesa redonda compuesta por diferentes personas que discuten aspectos de un tema común. En cualquier caso, el *panelista*, el ponente o el conferenciante son personas a quien la organización del congreso invita. Es fácil entender que, cuando eres jovencito —excepto que seas muy listo, pero éste no era mi caso—, vas siempre de «comunicador» y que la progresión de esta categoría a la de conferenciante sigue un camino paralelo al paso de cabellos negros a blancos. A estas alturas de mi carrera, de vez en cuando aún presento alguna comunicación, supongo que para conservar los escasos cabellos negros que me quedan. Pero lo que usualmente hago son conferencias y ponencias.

Ponencias ha habido de todos los colores. Por ejemplo, hace unos años, me invitaron a Boston a un congreso monstruoso (más de cinco mil inscritos) de la industria farmacéutica. Es cierto que había bastantes sesiones simultáneas –es decir, que se trataban temas diferentes en espacios variados–, pero la realidad pura y dura era que el 90 % de los inscritos se iba a hacer turismo. El día de nuestro *panel* había once personas en el auditorio, de las cuales cuatro estábamos en la tarima. Yo no lo he vivido, pero cuentan de un congreso en Tenerife en el que algunas sesiones se tuvieron que suspender porque en la sala... ¡no había nadie!

Hace un montón de años, en Madrid, Serrano Ríos organizó una de sus jornadas sobre diferentes aspectos de la diabetes que tanto le gustaba. Invitó a J. Ph. Assal, que pocos días antes declinó la invitación, telefoneándome previamente a mí y pidiéndome que lo hiciera yo. A mí me pareció bien, pero a la organización le pareció mejor invitar al profesor M., aquel amigo mío del Opus Dei de quien he hablado ya dos veces. El inefable profesor, en vez de hablar de lo que le tocaba, se pasó toda la conferencia hablando de «mis amigos los diabéticos» con una actitud paternalista que odio hasta la médula. Siguiendo la estructura de la sesión, me dieron unos minutos para discutir la conferencia –en realidad me los habían dado para discutir la conferencia del profesor Assal–. Estaba tan profundamente enfurecido que empecé a hablar diciendo: «Señor presidente, señoras, señores: debo empezar confesándoles que mis amigos se llaman –y miraba hacia las filas de oyentes que tenía delante– Albert, Conxa, Teresa, Isaac, etc., y que los diabéticos son las personas gracias a las cuales me gano la vida como la mayoría de los que estamos aquí». El murmullo fue notable. Al terminar y recoger mis papeles, oí a una vieja gloria madrileña que le decía a su vecino: «A este Figuerola no se le debe invitar nunca más».

La aparición de los ordenadores portátiles y los programas informáticos para hacer presentaciones ha revolucionado totalmente las conferencias. No hace más de diez años, semanas antes de la prédica, había que preparar el material para hacer diapositivas, llevarlo al fotógrafo, cruzar los dedos para que no se equivocara o tuviera algún accidente técnico y, finalmente, ir a recogerlo o mandarle un mensajero. Aparte de que una buena presentación constituía un presupuesto en fotografías nada menospreciable, la ponencia quedaba «cerrada» unos días antes y ya no podías añadir nada, por lo menos nada que fuera gráfico. Ahora, el Harward Graphics o el Power Point permiten ir construyendo la presentación a ratos, retocarla tantas veces como quieras, añadirle imágenes de archivo o de Internet en pocos segundos, ponerle música y, si me apuran, retocarla a última hora en el avión o en el hotel. Esto hace que las presentaciones tengan mucha más calidad, pero también, de manera paradójica, hace que se dedique mucho más tiempo a su elaboración. Por lo menos esto es lo que nos sucede a los perfeccionistas y neuróticos obsesivos como yo, que, como algunos pintores, nunca dan el cuadro por terminado.

Hay algunas presentaciones de las que me siento especialmente satisfecho. Cuando ves que el auditorio te mira con simpatía, asiente con la cabeza y comparte tu sentido del humor, te invade una auténtica euforia. El peligro en estas situaciones es que disminuyas el umbral del sentido del ridículo e improvises comentarios osados. Esto le sucede a un amigo mío que, cuando ve que le ríen las gracias, no hay quien lo pare. Una vez presentó a un enano por hipotiroidismo congénito en la sesión general de los viernes del Hospital Clínic. La fotografía mostraba a un hombre de mediana edad, desnudo de cuerpo entero, con una altura de 1,30 m, aproximadamente. En proporción con la altura, sus atributos masculinos eran de dimensiones importantes y presidían la diapositiva de una forma evidente. Viendo que la gente estaba de guasa, no se le ocurrió nada más que decir «mis compañeros del Servicio de Endocrinología opinan que este hombre se ha quedado pequeño por el déficit de tiroides, pero a mí me parece que es obvio que la causa es que le pesaban demasiado los huevos». La última fila –la de los residentes– se rió con ganas, mientras que algunos catedráticos de la primera fila pusieron mala cara, y el resto de asistentes no sabíamos qué nos hacía sufrir más, si las ganas de reír o la vergüenza ajena.

La inclusión de fragmentos musicales en las presentaciones ya viene de lejos. Una vez más, me parece que fue Assal quien tuvo la valentía de empezar. Ahora lo hacemos casi todos los que hablamos de educación de pacientes. A veces, la pieza elegida o el artista elegido sirven para hacer una analogía o una metáfora con lo que se está diciendo, otras veces es sencillamente un *break* que permite reducir la fatiga y recuperar la atención. Más de una vez he usado a Ella Fitzgerald, que murió amputada de las dos piernas a causa de la diabetes mal cuidada, o a Victòria dels Àngels, que tuvo que hacer frente a muchas adversidades personales. La primera me sirve para recordar a los compañeros la necesidad de «seducir» a nuestros pacientes para que se porten bien, respetando su libertad de no hacerlo; la segunda me permite insistir en la importancia de la profesionalización, para seguir siendo eficientes incluso cuando el estado de ánimo en un momento determinado es malo.

Enseñar a los niños

Tengo bastantes pacientes que son maestros y puedo asegurar que me inspiran de todo, excepto envidia. A más de uno –normalmente una– le he tenido que recomendar que cogiera la baja laboral e incluso que se buscase otro tipo de trabajo. No es ningún secreto que hoy en día el índice de depresiones y neurosis entre este colectivo es escandalosamente alto, y no hay indicio alguno de que esto se detenga. A mí me parece que en el momento actual, dar clases a niños, y sobre todo a adolescentes, es una auténtica proeza pagada a precio de saldo.

Los cambios se están produciendo a tal velocidad que no hay entrenamiento que valga, porque muchas de las cosas –y no solamente conocimientos, sino incluso algunas actitudes– que ahora son vigentes dejarán de serlo en breve. Es decir, que la única preparación posible sería el entrenamiento para el cambio, sin determinar siquiera en qué dirección. Del mismo modo que dicen que los chicos y las chicas no deben prepararse para la adquisición de una gran cantidad de conocimientos –porque quedarán obsoletos enseguida–, sino para tener capacidad de seguir aprendiendo, los maestros deben entrenarse para seguir entendiendo. No sé si la frase que se podría aplicar a unos y a otros es que lo que hace falta es mantener una curiosidad respetuosa permanente.

Y el resto son monsergas. Sea como sea, despachar el tema con cuatro frases es muy fácil, pero remangarse cada día debe de ser muy difícil.

Mi colaboración como docente en las escuelas ha sido mínima, y no por falta de ganas. Debo confesar que más de una vez me he imaginado a mí mismo dando clases en un instituto sobre temas de iniciación a la medicina. Y es que creo que, siendo francos, los que amamos la enseñanza debemos confesar que, como consecuencia de nuestra timidez, somos un poco exhibicionistas, o histriónicos, si ustedes lo prefieren. Es decir, que hacemos como los actores, que se mueren por subir al escenario, sea el que sea, desde los grandes auditorios hasta los teatrillos de pueblo. Por eso, cuando mi hermana Elisabeth –que trabaja como coordinadora en el colegio Thau– me propuso dar una clase en su escuela sobre la diabetes, aprovechando que TV3 hacía *La Marató* sobre este tema, le dije que sí. Sin reservas. Después me cogió el canguelo, pero ya no podía echarme atrás.

Llegué a la escuela con tiempo suficiente. Como soy perro viejo, quería ver el aula, la disposición de la luz, dónde estaban los enchufes, probar los recursos técnicos, etc. El aula no era ninguna maravilla, era estrecha y bastante larga, sin inclinación, de modo que era casi seguro que los de las últimas filas no verían la parte inferior de la pantalla. Las luces tampoco estaban sectorizadas, es decir, que no podía dejar gran parte de la sala iluminada y la parte delantera más oscura para poder leer bien la pantalla. Y además hacía calor, o por lo menos yo así lo sentía. O sea, que no me sentía nada cómodo y empezaba a pensar lo típico en estas circunstancias: «¿Quién demonios te ha mandado que aceptaras venir aquí?». «No sacarás ni un duro y encima te arriesgas a perder prestigio, aunque sea entre las maestras. Y puedes dejar mal a tu hermana. Joder, vaya negocio.»

Iban entrando chicos y chicas armando bastante jaleo, y las maestras los colocaban siguiendo no sé qué estrategia. Cuando pasaban delante de mí me miraban, algunos descaradamente, otros de reojo. Eran unos sesenta o setenta alumnos de entre doce y catorce años. Había bastante alboroto antes de empezar, como en las sesiones de estreno del teatro. Si hubieran sido adultos, habría dicho que era expectativa, pero, en este caso, no tenía ni idea de lo que significaba aquel murmullo de fondo.

Una maestra de las que dirigían me presentó. Me dio la sensación de que no sabía demasiado del ponente, y despachó la presentación por la vía rápida sin demasiados cumplidos. No supe cómo enlazar sus palabras con el inicio de mi discurso, de modo que empecé diciendo que estaba muy contento de estar allí pero que estaba un poco preocupado, e incluso nervioso –añadí–, porque no tenía experiencia haciendo de profesor con gente joven y no sabía si les interesaría el tema y mi discurso. Les invité a interrumpirme si querían hacer preguntas o alguna aclaración. Debo confesar que en este momento no recuerdo sobre qué les hablé ni cómo lo hice, pero sí recuerdo que entre mi sermón y sus preguntas pasaron unos 45 minutos, cosa que parece un tiempo razonable. Me pareció que en el aula había bastante silencio –según se puede esperar con jóvenes de esta edad–, y me dio la sensación de que estaba entre gente de buena casa, educada, culta, respetuosa y feliz… como diría Espriu. Acabé bastante satisfecho, sobre todo después de oír unos aplausos que quise creer que no eran consignas de la claque. Mientras recogía mis apuntes, se me acercó un chico muy serio y me dijo:

–No te preocupes, aunque no tengas experiencia, lo has hecho bastante bien. Yo creo que puedes seguir dando clases.

He recordado esta anécdota tras acabar un curso –a mis 58 años y después de más de treinta años dando clases de todo tipo– pre-

cisamente sobre «Cómo ser un buen comunicador en público».
El curso lo impartía la señora Núria V., directora de una empresa
que se dedica a asesorar en este aspecto. Yo era el mayor de todos,
y cuatro de mis doce compañeros habían sido alumnos míos en la
Facultad en la década de 1980. Evidentemente, ellos me recono-
cieron a mí, y no al revés. Lo mejor de todo fue que una de las
asistentes –Assumpta R.– me confesó que fue ella quien escribió,
en la evaluación del curso 1987-1988, esa frase que he mencionado antes, que decía: «Qué hace un chico como tú en un lugar
como éste». Casi me emocioné.

La profesora nos dio algunas indicaciones generales y nos invitó
a que nos grabáramos en vídeo y que después analizáramos con-
juntamente la experiencia. Yo decidí explicarles los primeros minutos de una clase que había hecho en Madrid a los residentes de
Endocrinología de toda España. Me pareció que estaba bien estructurada, que las pantallas del Power Point tenían calidad, que
mi explicación tenía buen ritmo y que podía promover la participación, etc. Cuando me vi en el vídeo minutos después –y no era
la primera vez que me observaba dando clase– me derrumbé: estaba demasiado serio, con los brazos cruzados sobre el pecho, con
el trasero apoyado en la mesa (me dolía la espalda, pero no lo había dicho antes)…, en resumen, tenía un aire indolente que no era
en absoluto el que yo quería transmitir. No hacía falta que me co-
rrigieran, ya me di cuenta yo de que eso no iba bien. Quizás el
único punto en el que no coincidimos en el análisis fue, precisamente, lo que me ha recordado la clase de Thau. Núria decía que
no deben confesarse las propias debilidades (como por ejemplo
decir «estoy nervioso», o «no soy la persona idónea para tratar este tema», o como el otro día «soy simplemente un médico clínico
con espuelas, pero no soy ni pedagogo ni comunicólogo»). Yo estoy convencido de lo contrario. Es bueno bajar las expectativas del

auditorio, especialmente si uno está convencido –como suelo estarlo yo, soberbio impenitente– de que tiene un buen material y de que hará una buena exposición. Si con esta estrategia alguien se queda con la idea de que soy un aficionado y no un profesional, de veras que me importa un comino.

Educar al perro

Hasta ahora he tenido cuatro perros: *Neira, Negra, Drissa* y *Espi.* Tres perras y un perro, por este orden cronológico. Este predominio del sexo femenino no es nada raro, porque, de hecho, es algo habitual en mi entorno: tengo tres hermanas y un hermano, dos hijas y un hijo, tres nietas y un nieto, y, en el trabajo, tres compañeras y un compañero. Por lo tanto, es evidente que por coherencia me tocaba tener más perras que perros.

A mí, los animales domésticos me han gustado siempre, especialmente los perros. Quizás a esta afición podía haber contribuido mi abuelo Josep F., con quien conviví intensamente hasta los siete años. Mi abuelo quería mucho a los animales, y en la casa donde vivíamos, en el pasaje Alió, a menudo había gatos y, siempre, canarios. Tengo un vivo recuerdo de mi abuelo haciendo la limpieza sistemática de la jaula, soplando suavemente el mijo para que se desprendieran las cáscaras, cambiando el agua de la bañera —los canarios se bañan cuando hace calor—, sin olvidarse nunca de poner una hoja fresca de lechuga entre los barrotes. Mientras hacía esto, siempre hablaba con *Toti,* que muchas veces le respondía con algún trino.

Desde pequeño he tenido dos grandes aficiones. Una, la de los perros, de la que hablaré más adelante. La otra, la de los barcos de vela, de la que aunque todavía no toca hablar, confío en que el benévolo lector me dejará comentar que he tenido tres, curiosamente, en este caso, dos «machos» –*Eixerit, Ulisses*– y una «hembra» –*Carolina*–. (Y digo «curiosamente» porque la gran mayoría de embarcaciones tienen nombres femeninos, normalmente de mujer).

Mientras que para tener un barco hay que tener el dinero suficiente y la aprobación de tu pareja si no vives solo, para tener un perro solamente hace falta la bendición de la ama de casa, porque de dinero cuesta poco. Pero esta bendición puede ser muy difícil de conseguir. Recuerdo que cuando era pequeño me costó Dios y ayuda que mi nueva madre –adquirida a mis siete años, cuando mi padre se casó de nuevo– aceptara tener un cachorro. Después de muchas súplicas, un día se presentó mi padre con una perrita de color gris de poco más de un palmo, que parecía de peluche y se llamaba *Perla*. Debía hacer todas las diabluras propias de un cachorrito –tiraba de la ropa tendida, rasgaba papeles, hacía sus necesidades dentro de casa, etc.–, y la pobre bestia acabó en la Protectora de Animales a las pocas semanas de haber llegado a casa, muy a mi pesar. No es difícil imaginarse quién la mandó al exilio. El recuerdo más doloroso que tengo es que, a mis ocho años, me sentía culpable por las travesuras domésticas del animal, porque «yo» había querido tenerlo. Este mismo sentimiento de culpabilidad lo reviví al cabo de un par de años por culpa de otra historia de esas que te dejan huella. Se acercaba San Juan y pregunté si podíamos comprar cohetes y petardos. Como mi padre era muy generoso, me dio unos cuantos billetes. Regresé a casa más feliz que unas pascuas, con un montón de cohetes, que mi padre se encargaba de tirar hacia el cielo de la Diagonal desde el balcón, cogiéndolos con la mano... eso que los adultos deberían saber que no se debe hacer. Después de media docena de lanzamientos, un cohete le explotó directamente en la palma de la mano. La herida y la quemadura fueron importantes. Recuerdo la sangre goteando en el suelo, los gritos de mi madre y de su hermana, las carreras por el pasillo para curarle… Papá tuvo que llevar la mano vendada muchos días. Igual que pasó con las travesuras de *Perla* dos años antes, también me sentí responsable de las quemaduras de mi padre, por culpa de mi debilidad por los petardos. Concretemos: alguien hizo que me sintiera responsable de aquello, cuando en realidad fue un accidente que los adultos hubieran podido evitar perfectamente de haber puesto una botella de champán en la barandilla del balcón y una mecha larga. Todavía me cuecen esas injusticias. ¡Qué indefenso es un niño y cuánto dolor se le puede causar con las palabras!

No sé si todo esto que acabo de contar venía al caso, pero tal como dicen en el programa de televisión *Polònia*: «Alguien tenía que decirlo». Volviendo a los perros: *Neira* entró en casa cuando Olga –mi hija mayor– tenía dos años, es decir, a finales de 1973. Su madre no tenía ninguna cultura familiar de perros y creo que tampoco le entusiasmaba mucho la idea, pero en alguno de sus libros modernos de pedagogía había leído que la convivencia con los animales era muy buena para la educación infantil, y esta supuesta evidencia científica fue definitiva para que accediera a mis súplicas de tener un perro. *Neira* –nombre gallego, como de hecho eran sus primeros dueños, que la dieron para emigrar a Chile– llegó a casa con cinco meses de edad. Controlaba los esfínteres y, si mal no recuerdo, se adaptó al piso con bastante facilidad. Era un cocker spaniel con pedigrí y tenía muy buena estampa. Se parecía a la *Dama* de la película de Walt Disney y estableció una buena relación de compañerismo con Olga: compartían la comida, el lecho y a veces hasta el chupete.

Yo no sabía casi nada sobre cómo educar a un perro, excepto las cuatro vaguedades que todo el mundo repite, de modo que me compré un libro que trataba del adiestramiento de estos animales y de las características específicas de los cocker. Resultó que el animal era muy listo y muy obediente, y rápidamente aprendió un montón de cosas. Recuerdo algunos principios básicos en la educación de los canes, que he aplicado en el adiestramiento de todos los que he tenido. La primera idea es que el animal quiere complacer al dueño y busca su aprobación, por lo tanto, se debe hacer un refuerzo positivo de la conducta adecuada mediante golosinas y caricias. La segunda es que no se le debe pegar nunca, me atrevería a decir que por razones éticas, pero también prácticas, ya que un perro apaleado será siempre un animal desconfiado. La tercera es que la familia con la que vive es su camada, ya que, en este sentido, no distingue a los componentes de cuatro patas de los de dos. Es el animal quien decide a quién elige como líder, que no necesariamente es quien le da la comida. Dicen que el jefe suele ser el hombre de la casa, aunque de esto no estoy seguro. En mi caso, con todos los perros, excepto *Neira,* el líder de la camada siempre ha sido el ama la casa. Otro aspecto que me pareció muy importante es el de comprender que el perro es un animal muy socializado y que necesita el contacto físico con los otros cachorros y con el líder. El hombre tiene manos y puede acariciarlo, pero para él no es suficiente con tocarte con su pata y necesita lamerte, que además, según dicen los expertos, se les debe permitir.

Debo decir que, de todos los perros que he tenido, *Neira* ha sido la única que he conseguido que caminara a mi lado sin correa, exactamente siguiendo mi paso, impertérrita a lo que le dijera la gente. Además, su instinto cazador la impulsaba a «marcar» las presas —las palomas de Barcelona le fascinaban—, alzando la pata delantera derecha y quedándose completamente inmóvil. Entonces yo le hacía alguna caricia, la felicitaba y normalmente seguía caminando a mi lado sintiendo la satisfacción de haber hecho bien su trabajo.

Una mañana de domingo me entretuve en la calle Mandri hablando con un vecino, y la perra, que había visto una paloma en la acera de enfrente, cruzó corriendo en el preciso momento que bajaba el autobús 14 a una velocidad considerable. El drama estaba servido y no pude hacer nada más que cerrar los ojos. Se oyó un chirriar de frenos escalofriante y, cuando miré de nuevo, vi a *Neira* sana y salva al otro lado de la calle. Junté las manos como si fuera a rezar, bajé la cabeza y me acerqué al conductor del autobús esperando tener que oír de todo, excepto guapo. Lo que me dijo fue impagable: «Yo también tengo perro, y jamás atropellaré a uno mientras pueda». Sin embargo, añadió que debía llevar a la perra siempre con correa, y que habíamos tenido mucha suerte de que el único pasajero del autobús –era principio de trayecto– estuviera sentado. Con el frenazo que tuvo que dar, si el pobre hombre hubiera ido de pie habría salido por el parabrisas.

Neira toleró razonablemente la aparición posterior de dos competidores más: Pere, que nació en 1973, y Joana, que nació en 1976. No era un animal niñero –que yo sepa, no lo es ningún cocker–, pero no les mordió nunca, ni creo que llegara a hacerles nada si le molestaban mucho. Aunque, hay que reconocer que tenía mucha habilidad para avisar de que estaba al límite. Fruncía el hocico por un extremo y hacía un suave murmullo para dejar claro que estabas traspasando el límite y, por lo tanto, debías atenerte a las consecuencias si insistías demasiado. *Neira* mordió dos veces: una, a una compañera mía del trabajo que se lo ganó a pulso por pesada, y la otra, a una niña que corría enfrente de la casa de mis suegros en El Muntanyà. Por suerte, el mordisco no pasó de una marca sin sangre en la barriga, y el padre de la niña se lo tomó insólitamente bien… mucho mejor de lo que me lo hubiera tomado yo en su lugar.

Neira fue una buena navegante, como lo fueron las demás perras –el miedica era *Espi*, pero de él ya hablaremos a su tiempo–, y siempre venía cuando salíamos con *Ulisses,* nuestra familia y unos amigos. A la hora de preparar la cena, cuando hacía frío y no podías estar en la bañera, la cabina de 31 pies parecía el camarote de los Marx, con cuatro adultos y cuatro niños tratando de encontrar cada uno un par de palmos cuadrados útiles. Con esto quiero explicar –que no justificar– que, a menudo, en esas ocasiones dejábamos a la perra –pacífica y fiel como pocas– en el muelle hasta la hora de recoger. Esa triste noche la perra no respondió a nuestros gritos cuando llegó la hora de irnos. La buscamos por el agua, rastreamos todos los muelles del puerto de El Masnou, seguimos un buen tramo de la vía del tren y de la carretera. Nada. Una pareja de guardia civiles que nos estaba observando se nos acercó. Cuando les contamos la historia, lo vieron claro. Había una *troupe* de gitanos que se dedicaban a robar perros de raza (¡faltaban muchos años para el descubrimiento del chip!) para venderlos. Nunca supimos si eso era verdad o si simplemente respondía a la ancestral relación «amistosa» entre gitanos y tricornios, pero la cuestión es que *Neira* no apareció nunca más.

A mi mujer y a mí, todavía se nos parte el corazón cuando recordamos la pena que tuvieron los niños y cómo, durante las semanas posteriores a la pérdida de la perra, cada vez que llamaban a la puerta de casa oíamos que alguno decía: «¡Quizá vienen a devolvernos a *Neira!*».

A mi hermano, que es el padrino de mi hija mayor, se le ocurrió regalarle, para Reyes, un perro de la Protectora de Animales. No nos hicimos rogar mucho, de modo que así fue como *Negra* entró en nuestras vidas. Tenía dos años y había parido hacía relativamente poco. Era completamente negra, con pelo ralo por todo el cuerpo probablemente a causa de la malnutrición, delgada y con el aspecto típico de animal maltratado. Nos ganamos su confianza en poco tiempo y resultó ser el animal más fiel que uno se pueda imaginar. En algún lugar del cerebro de estos perros debe de quedar grabada de forma permanente la experiencia de haber sido abandonados, porque tienen auténtico pánico a quedarse solos, y no digamos en lugares desconocidos. Los destrozos que nos hizo en casa, cuando teníamos que dejarla algún rato sola, no eran sino fruto del miedo, un auténtico miedo cerval a quedarse de nuevo sin su camada.

Negra otorgó al ama de casa el rol de líder, un rol que ya no le quitó nadie con los perros sucesivos. El animal iba siempre al lado de la dueña, atento a cualquier indicación suya y muy pendiente de si salía de casa sin llevársela a pasear. Su fidelidad era absoluta, de ésas de cuento de Navidad. Se hubiera dejado matar por la pertenencia al clan.

Por si en aquellos tiempos, a finales de la década de 1980, no hubiéramos tenido ya suficiente trabajo —tres *teenagers* en casa, mi mujer haciendo de maestra *full-time* y yo, todavía, haciendo guardias en el hospital—, nos pareció que sería interesante cruzar a *Negra* y hacerla parir. El padre fue *Pims,* un grifón precioso de mi hermano. *Negra* tuvo seis cachorros, que nacieron de madrugada en el plato de ducha adecuadamente habilitado del pequeño piso de Ciutat de Balaguer. Yo hice de «palanganero» y ayudé a la madre a reanimar al último cachorro, que nació con apnea, pero sobrevivió. Las seis o siete semanas posteriores son fáciles de imaginar. Cuando los cachorros abrieron los ojos y decidieron empezar a explorar el mundo más allá del pasillo, nuestro piso se convirtió en la casa de tócame Roque.

Los cachorros estaban todos adjudicados, de modo que a partir de las ocho semanas empezaron a recogerlos sus nuevos y flamantes propietarios. Les conocíamos a todos y sabíamos que era gente que quería a los animales y que no los maltratarían como a mascotas para jugar. Al final quedó una hembra preciosa –mi espíritu poético me hace pensar que era la que no respiraba al nacer, aunque nunca lo sabré con certeza–, que en principio la habíamos reservado para nuestra asistenta doméstica, pero que acabamos quedándonosla nosotros. Podría justificarme diciendo que la señora Marisa –así se llamaba la buena mujer– no estaba lo bastante convencida, pero sería mentira. Lo cierto es que estábamos enamorados de esa bolita peluda y nos portamos terriblemente mal con Marisa al no dársela.

Le pusimos el nombre de *Drissa,* inaugurando de este modo una lista de nombres marineros con los que continuaríamos bautizando a nuestras futuras mascotas, si todo iba bien. A diferencia de los otros perros, *Drissa* nació, se crió, procreó y murió en casa. Por lo tanto, fue el animal más urbano de todos, naturalmente el más estimulado y creemos también que el más listo. Madre e hija –*Negra* y *Drissa*– convivieron durante bastante tiempo, creo que por lo menos cinco años, y la educación de *Drissa* la compartimos nosotros con su madre, que siempre dominó la relación y en todo momento le indicaba cuál era su lugar. Lo mismo que le sucede al hermano pequeño cuando tiene un hermano mayor y mandón, *Drissa* desarrolló una habilidad especial para escapar del control materno y a menudo conseguía hacer lo que le daba la gana.

La fidelidad de *Drissa* al ama de casa fue aún más proverbial que la de *Negra,* si es que eso era posible. Cuando tenía dos años la cruzamos con un pastor catalán precioso, de un amigo nuestro que tenía una casa en Valldoreix. La experiencia sensorial debió de ser impactante, porque al terminar el apareamiento, *Drissa* vino al jardín donde estábamos nosotros tomando el café, alborotada y exultante, dispuesta a contar lo que le había pasado con una larga serie de registros sonoros distintos.

Parió siete cachorros… pero no en casa, sino en la «clínica», porque a las cinco de la madrugada no paraba de aullar y tuve que llamar al veterinario. La conversación fue surrealista, porque yo le decía que, aparentemente, el primer feto no estaba encajado en la pelvis, que es lo que hacen los fetos humanos antes de intentar salir por el canal del parto.

–¿Qué coño está diciendo? –me soltó.

–Perdone, es que soy médico… No, ginecólogo, no… pero me parece que esto no va bien.

–Anda, venga aquí con la perra, que debe de ser una malcriada.

Y lo era, según él, porque nos aseguró que nunca había visto a una perra tan histérica como lo estaba *Drissa* en el momento del parto. En definitiva, tuvo siete cachorros. Al principio se mostraba más bien indiferente, pero después les cuidó amorosamente, con el permiso de la abuela, que también quería colaborar en el amamantamiento de las crías, porque, insólitamente, *Negra* también tenía leche. Fueron unas semanas complicadas, porque las dos hembras se engancharon varias veces en peleas realmente terribles.

Negra acabó con un cuadro clínico idéntico al de la demencia senil humana, cuando tenía alrededor de quince años. La sacrificamos, tristes, pero al mismo tiempo contentos porque había cumplido un ciclo vital. *Drissa* murió más joven, alrededor de los diez años, con un cáncer de mama intervenido en dos ocasiones y llena de metástasis. El pobre animal sufría, pero tenía la cabeza bien clara. Yo la llevé a la eutanasia y todavía se me humedecen los ojos cuando pienso en ello mientras lo escribo. ¡Con qué ojitos me miraba cuando le ponían la inyección para dormirla definitivamente!

A finales de siglo, el nido familiar quedó definitivamente vacío. Nuestra hija mayor se había casado recientemente, la pequeña pasaba más tiempo fuera que dentro, y poco después el chico nos dijo que se iba a vivir con su compañera. Sin ánimos de que se enfade más de lo estrictamente necesario, debo decir que, de hecho, *Espi* fue el sustituto de Pere... hasta el punto de que en alguna ocasión hemos confundido el nombre del perro (por suerte, a nuestro hijo todavía no le hemos llamado nunca *Espi).*

Desde mi sillón preferido, *Espi* me mira de reojo mientras escribo este capítulo en el ordenador portátil. Pronto cumplirá once años, porque lo compramos en la Navidad del año 2000, después de haber pasado sus primeros siete meses de vida en casa del criador en Santpedor. Es un basset grifón, *«vandé»* según la denominación de los franceses, que fueron los que crearon esta raza a finales del siglo XIX. Es un perro mediano –pesa unos 13-14 kilos–, excelente cazador, según dicen los expertos, y de hecho, nos lo han pretendido más de una vez para llevarlo de cacería. Tiene un salto en suspensión característico que le permite, a pesar de su pata relativamente corta, ver por encima de los matorrales bajos cuando salta de esta forma.

Cuando llegó a casa, evitaba cualquier contacto con los humanos, de modo que cuando te acercabas a él hablándole, se iba echando para atrás progresivamente, manteniendo siempre la distancia. Al principio nos preocupamos mucho y empezamos a pensar que habíamos cometido un gran error cogiéndolo tan mayor, ya que es bien sabido que la socialización la hacen durante los primeros meses de vida, y el pobre animal había vivido en una jaula con sus hermanos mientras los iban vendiendo de uno en uno (cuando me lo llevé a casa, solamente quedaban él y una hembra un poco más pequeña). Afortunadamente, a las pocas semanas, la situación cambió de forma radical, pero nos daba tanta lástima su fragilidad que se lo permitíamos todo, lo que se dice todo, para que se sintiera querido y como una parte activa de su nueva camada.

Es curioso constatar que hemos educado a los nietos con el mismo rigor que a los hijos, mientras que hemos educado al último perro con una permisividad escandalosa en comparación con los primeros. Probablemente es por este motivo que ahora me mira con una expresión socarrona desde mi sillón preferido, donde, con su permiso, haré una siesta después de comer. *Espi* ha resultado ser extremamente tozudo –parece ser que es una característica de esta especie–, pero obediente y muy cariñoso. La llegada a casa de cualquier amigo o miembro de la familia siempre es celebrada con muestras de gran entusiasmo. Soporta los tirones de pelo de nuestra nieta pequeña de forma bastante razonable. Deja que nuestras dos nietas pequeñas, que realmente le adoran, le den besos –a los que corresponde con una lamedura en la nariz–. Aun así, siempre hacemos caso de uno de los consejos sagrados relativos a los perros, que es el de no dejar nunca a un macho solo con una criatura, y especialmente si la criatura también es niño. Un perro es un perro y no podemos «humanizarlo» al calificar su conducta con parámetros aplicados a las personas.

Espi tiene miedo –incluso diría que terror– a los petardos y a las tormentas. Oye los truenos mucho antes que nosotros y, de forma indefectible, empieza a temblar. A menudo –sobre todo si nosotros no estamos en casa– acaba metiéndose dentro de la bañera, quizás porque allí se siente más protegido. Con el fútbol emitido por la televisión ha desarrollado un curioso reflejo condicionado, de modo que cuando oye la voz de Puyal cantando los goles del Barça se pone a temblar, temiendo los petardos de celebración que en determinadas ocasiones siguen a los goles. Otro de los miedos que tiene es la escora de navegación. A partir de una cierta inclinación se pone muy nervioso, no sabe dónde ponerse y no hace más que gemir y ladrar. Es interesante porque su criterio coincide plenamente con el de la dueña: los dos tienen definido cuál es el ángulo de escora razonable que el patrón no debe sobrepasar nunca. Y todas mis explicaciones sobre la seguridad del barco y la necesidad de la escora para mantener el rumbo no sirven para convencer a ninguno de los dos. Uno porque no puede entenderme, y la otra porque, una vez más, pondrá en evidencia que, frente a los sentimientos –el miedo en este caso–, no hay razones que valgan.

EDUCAR A LOS HIJOS, EDUCAR A LOS NIETOS

Nadie está seguro de haber educado bien a sus hijos, pero sí que lo está de haberlo intentado. Los de mi generación, cuando éramos padres, solíamos ser bastante estrictos con nuestros hijos y al mismo tiempo éramos críticos con nosotros mismos, y a menudo nos preguntábamos si lo estábamos haciendo bien. Quizá me equivoque, pero tengo la sensación de que los padres de ahora no se preocupan tanto por esto. Que la relatividad de los conceptos y las creencias gana terreno a gran velocidad es un hecho indiscutible, y en estos momentos casi nadie –me atrevería a decir que ni entre los más viejos– pondría la mano en el fuego por la inmovilidad de sus valores y pensamientos a plazos tan cortos como, solamente, diez años. La cantidad de ejemplos que soportan cambios de actitud en pocas décadas, frente a inmovilidades seculares, es abrumadora. Para muestra un botón: a finales de la década de 1960, mi suegra no habría aceptado que sus hijas de veinte años hubieran tenido relaciones sexuales antes de casarse, mientras que hace poco aconsejaba a sus nietos y nietas de la misma edad que, si tenían pareja y se querían, primero probaran de vivir juntos, porque «para casaros siempre tenéis tiempo, ¿qué prisa hay?». Si hubiera vivido veinte años más, quizás habría animado a sus biznietos adolescentes a tener experiencias sexuales precoces para evitar indeseables traumas posteriores.

Si con el sexo ha pasado lo que ha pasado, a nadie debe extrañarle los profundos cambios que ha habido en las relaciones familiares y sociales, incluso en aspectos considerados por los antropólogos como ancestrales y muy difíciles de cambiar, como por ejemplo la cultura y la liturgia de la muerte. En sus memorias (Jaume Figuerola, 1920-1995), mi padre explica que un día radiante del mes de julio (1947), a sus 27 años y vestido de negro de arriba abajo, presidía el duelo siguiendo al cura y al féretro de mi madre por el paseo de Sant Joan para ir a enterrarla. Comparen esta escena con la ceremonia del entierro (2004) de un niño también de mi entorno familiar y cultural en el tanatorio de Collserola: todo el mundo vestido de colores, luz a porrillo por los ventanales, música y no precisamente sacra, la madre que, conteniéndose las lágrimas, leyó un texto propio, canciones a coro de los compañeros de clase, etc. Esta nueva liturgia de los entierros es cada vez más frecuente y cabe pensar que se trata de una escena absolutamente inimaginable cincuenta años atrás. Como la de esta nueva costumbre de aplaudir al féretro, que debo decir que me parece un gran disparate.

Probablemente por todo esto y por más cosas que podríamos añadir, es por lo que ahora se dice que el aprendizaje más importante de todos es el de «aprender a aprender». No se trata simplemente de un juego de palabras, sino que es una expresión bastante afortunada, porque la velocidad con la que se amplía y se genera nueva información es tan extraordinaria (los expertos afirman que actualmente los humanos recibimos cien veces más *inputs* que la gente de principios del siglo XX), que ser capaz de asimilar y clasificar esta información es imprescindible para no perder el tren, o lo que es peor, no caer en la neurosis. La constatación de estos cambios tan rápidos y la enorme dificultad para sedimentar los nuevos conocimientos genera incertidumbre —«¿es verdad eso que dices?»—, inseguridad en las propias convicciones –«¿seguro que tengo razón?»–, puede llevar a un relativismo peligroso –«total, como dentro de cuatro días habrá cambiado el concepto…»–, y conduce a la abstención, que es todavía un posicionamiento más peligroso. (Aunque muy viejo, el chiste del payés que no sabía qué dar de comer a los cerdos me parece especialmente pertinente ahora. Si lo recuerdan, a aquel payés le multaron unos inspectores de Sanidad porque les daba a los animales las sobras y los restos de la basura. Unos días después, cuando ya los estaba alimentando con productos frescos y platos cocinados, le denunciaron los inspectores de sostenibilidad por derrochar recursos. Cuando al fin, una semana más tarde, llegaron otros inspectores para saber qué comían sus cerdos, el payés respondió: «No lo sé, les doy diez euros cada mañana para que se compren lo que más les guste».)

Algunos preceptos parecen todavía bastante sólidos, como por ejemplo no pelearse con los hermanos, no abusar de los más débiles, compartir los juguetes, dar un beso a los abuelos… y me cuesta encontrar más. ¿Pero qué hay de no levantarse de la mesa mientras se está comiendo, acabarse lo que hay en el plato, comer con los cubiertos si ya se tiene la edad para hacerlo, dar un beso a los amigos de tus padres cuando te los encuentras por la calle, obedecer a la primera, no contestar mal, etc.? Seguro que, actualmente, hay muchos adultos que piensan que éstos no son aspectos relevantes, que lo que se debe hacer es buscar la felicidad del niño, no reprimirle, dejarle hacer lo que quiera mientras no haga daño a nadie, etc. ¿Es una actitud acertada? No es nada fácil responder, pero lo que es casi seguro es que esta supuesta liberalidad dificulta el aprendizaje de una cosa esencial para ir por la vida –esencial ahora, claro, porque nadie puede asegurar que lo sea al cabo de algunas generaciones–, que es la tolerancia a la frustración. Actualmente, muchos niños y adolescentes, viciados por tener todo lo que desean, conseguido por las buenas o fruto de auténticos chantajes, son incapaces de enfrentarse a las primeras dificultades de la vida, a las que responden con evitación del problema o reclamando –como están acostumbrados a hacer– que alguien (los padres, la escuela, el Gobierno, el Estado) se lo resuelva.

Otro factor que dificulta la educación coherente de los hijos es el cansancio de los progenitores. Excepto en las clases muy acomodadas –y aun así se tendría que matizar–, tanto el padre como la madre trabajan, a menudo con horarios que difícilmente son compatibles con una vida familiar ordenada. Llegan a casa tarde y cansados, suelen ser granados –ahora lo más frecuente es tener hijos de parvulario a los cuarenta años, aunque según mi punto de vista no sea lo más deseable–, y se encuentran con un fregado monumental a la hora de la ducha y la cena, obligados literalmente a luchar con unos niños poderosos que a estas horas del día están en plenas facultades y dispuestos a reafirmar su personalidad donde haga falta y a discutir la autoridad de quien sea. Literalmente agotador. La tentación de levantar la bandera blanca y dejarles que hagan lo que quieran debe ser enorme.

En este punto, hay que decir que la comparación con la generación precedente no se aguanta por ninguna parte. En la misma situación, los padres tenían como máximo treinta años, y aunque es cierto que el hombre trabajaba tanto o más que ahora, muchas mujeres podían hacer un paréntesis en sus ocupaciones profesionales y dedicar algunos años a la educación de los hijos de manera preferente. Y a pesar de que en las casas no había microondas, ni lavavajillas, ni secadora, ni aspirador, ni se repartían pizzas a domicilio, la calidad de vida familiar era más elevada, o por lo menos esto es lo que me parece a mí.

Actualmente, es casi imposible que uno de los dos progenitores pueda dejar de trabajar durante algunos años. Seguramente existen varias razones, se me ocurren dos. La primera es económica, relacionada con un aumento del coste de la vida superior al de los salarios. Para poner un ejemplo, en la década de 1970 se consideraba que el coste de la vivienda representaba aproximadamente un 20-25 % de los ingresos familiares, en cambio ahora, a menudo se acerca al 50 %. La segunda está relacionada con la fragilidad de los mercados laborales. Recuperar un trabajo que se ha dejado durante cuatro o cinco años es muy difícil, porque al intentar incorporarse de nuevo, hay que competir con gente más joven y, por lo tanto, probablemente, más barata de contratar. Además, casi con toda seguridad, estos competidores estarán mejor preparados, porque cinco años de inactividad en un trabajo cualificado te pueden dejar literalmente fuera de juego.

Otra barrera en el proceso educativo del niño suele estar relacionada con las discrepancias de criterio entre padre y madre. Estas diferencias no acostumbran a aparecer normalmente en los primeros años de relación porque, como todo el mundo sabe, el enamoramiento implica la pérdida de sentido crítico sobre la otra persona. Una vez superada la química del enamoramiento, y sumergidos en una cultura en la que en general renunciar a las propias convicciones es considerado como un signo de debilidad, la discrepancia es un hecho extremadamente común. Muy pocas parejas escapan a ella, y menos aún las que tienen mala relación, pues en ese caso cualquier cosa es válida para usar como punta de lanza para pelearse. Si estas diferencias se resuelven a puerta cerrada en la habitación, se trata de un hecho que desgasta a los padres pero que tiene poca trascendencia para los hijos. En cambio, ventilarlas en público ante el niño constituye una muestra de auténtica irresponsabilidad y una invitación a que la criatura ensanche la brecha para sacarle provecho. El perfil psicológico del niño de padres separados que siguen en litigio permanente años después de haberse consumado la separación es bastante demostrativo de lo que estoy diciendo. Algunos de ellos harían palidecer de envidia a los chantajistas profesionales.

Ocupémonos ahora de los abuelos, a quienes, por las razones que hemos venido comentando, les corresponde cuantitativa y cualitativamente una gran parte de la labor educativa con los nietos, una labor a la que a menudo hay que sumar la de cuidar a progenitores nonagenarios con distintos grados de dependencia, y a la de ejercer su profesión para los que quieren o pueden seguir trabajando. El estereotipo dice que los abuelos son indulgentes, malcrían a los nietos y no tienen autoridad. No digo que a veces esto pueda ocurrir, pero puedo asegurar que en mi amplio entorno de abuelos ésta no ha sido nunca la cuestión. En general, las parejas de abuelos que yo conozco son completamente coherentes en sus planteamientos y hacen con los niños exactamente lo que dicen que harán. Los criterios de ambos coinciden prácticamente siempre, cosa que puede deberse al hecho de que los años de convivencia les han hecho convergir en la forma de pensar, pero también puede ser consecuencia de que el abuelo haya acumulado suficiente sabiduría durante todo este tiempo para aprender que discutir las creencias de la abuela no le llevará a ninguna parte. Da igual. Sea cual fuere la razón, me parece incuestionable que la mayoría de abuelos ejercen la autoridad sin levantar la voz (Perich contaba que sus amigos le decían que era autoritario, pero que siempre se lo decían gritando). Y muchos padres alrededor de los cuarenta son autoritarios, pero tienen escasa autoridad. El ejemplo de manual lo proporcionan cuando les dicen: «¡Niños, a la mesa (o a la ducha, o lo que sea), no lo voy a repetir!». Y se lo repiten cuatro veces más. Y, encima, muchas veces acaban felicitando al sinvergüenza cuando al final les hace caso.

En términos generales y en relación con los niños, a mí me parece que es mucho más complicado decidir qué es lo que se debe enseñar que ponerse de acuerdo en cómo hacerlo. O para ser más precisos, en cómo aprenderlo más que en cómo enseñarlo. Rogers dice que hay cosas que son tan importantes que no pueden ser enseñadas, y que por eso deben ser aprendidas. La frase es realmente ingeniosa y viene a significar que la labor principal del educador no es llenar de nuevos conocimientos al alumno, sino crear las condiciones necesarias para que se produzca el autoaprendizaje. Este rol de facilitador que se le otorga al educador en este contexto es, probablemente, bastante acertado cuando se trata de enseñar habilidades (comer solo, leer, escribir, hacer operaciones aritméticas, ir en bici...) e incluso conceptos, ya que en este último caso lo más importante de todo es provocar la curiosidad del aprendiz para que busque la fuente de información del conocimiento (el libro, los apuntes, la pizarra, la Wikipedia...).

Siguiendo los pasos de los sabios de la pedagogía, podemos considerar tres niveles de aprendizaje: el del «saber» y «saber hacer» ya mencionados, y el del «saber estar», que es otra cosa. Este último nivel consiste básicamente en la adquisición de actitudes y normas de conducta. Y es en este aspecto donde creo que la frase de Rogers no se puede aplicar, por lo menos totalmente. El niño, el adolescente e incluso el universitario aprenden actitudes en gran parte por imitación, es decir, por lo que ven hacer en su entorno, ya sean los padres, los abuelos, los maestros, los profesores, los amigos, los ídolos sociales, etc. Naturalmente, imitar no es sinónimo de calcar lo que hacen los demás, sino que, a medida que el individuo se hace mayor y ejerce la capacidad de razonar, estas actitudes se modulan en función de sus creencias, de los conocimientos adquiridos, etc. Pero lo que es indudable es el papel fundamental que tendrá en todo esto el ejemplo que da el preceptor.

La contradicción entre lo que dicen y lo que hacen los educadores –entendiendo aquí *educador* en un término amplio de la palabra– es probablemente la barrera más importante en el proceso de la enseñanza y la primera causa de desconfianza para quien recibe los mensajes. Por esta razón, con muy buen criterio, el pedagogo J. Sarramona *(Teoría de la educación,* 2008) dice que «el que aprende debe creer en el mensaje y en el mensajero». Políticos que se llenan la boca con palabras grandilocuentes como honestidad, entrega, servicio al país, etc., y después queda claro que son auténticos chorizos; médicos que hablan de lo importante que es la medicina preventiva pero que los ves fumando en la puerta del hospital; padres que hacen discursos a sus hijos sobre la importancia de respetar a los demás pero que insultan a otros conductores, etc. La lista de despropósitos sería interminable.

En la educación de personas jóvenes y sobre todo en lo que se refiere a su adquisición de hábitos y aprendizaje de normas de conducta, el principio de la coherencia –interna de cada uno consigo mismo y también entre los miembros del equipo docente (padre, madre y abuelos forman sin duda alguna un equipo que debería tener unos objetivos comunes)– es básico. Las contradicciones son lesivas para el educado, pero además se pagan irremediablemente con la pérdida de autoridad del educador.

En la vida de adultos y en momentos difíciles en los que hay que tomar decisiones, acostumbramos a preguntarnos qué haría nuestro referente moral (padre, madre, maestro, ídolo…) en nuestra situación; nunca se nos ocurre pensar qué habría dicho, sino que lo que realmente importa es qué hubiera hecho en nuestro lugar.

Educar a la pareja

Para empezar diré que el título de este capítulo es una frase que me produce una cierta alergia. No quería poner este título porque siempre me ha parecido una expresión ofensiva. Pero, me guste o no, esta frase la usan muchas mujeres –sobre todo las que pertenecen a mi generación– cuando se refieren a sus maridos. A menudo se vanaglorian de «haberlo educado» en actividades como poner y quitar la mesa, poner el lavavajillas, cocinar o pasar el aspirador, poner la lavadora, etc. Es habitual oír que «cuando nos casamos no hacía nada porque todo se lo hacía su madre, y en cambio ahora… no es que haga todo lo que debería hacer, pero mira, no está nada mal lo que he conseguido que aprenda», etc.

Este tipo de manifestaciones me parecen absolutamente perversas y confieso que despiertan mis bajas pasiones misóginas. En primer lugar, porque se ignoran muchas otras actividades que también podrían ser compartidas y que raramente lo son, como limpiar el coche, llevar las cuentas domésticas, ordenar la librería, hacer bricolaje, clasificar fotografías, etc. Actividades que la mayoría de hombres asumen como propias y no se les ocurre pensar que deberían educar a su mujer para compartirlas.

Como imagino lo que dirán las mujeres para rebatir lo que acabo de escribir, me adelanto por aquello de que un buen ataque suele ser la mejor defensa. Admito, sin paliativos, que ni cuantitativa ni cualitativamente lo que los hombres de mi generación hacemos en casa no representa ni mucho menos la mitad de las tareas domésticas. Así de claro. Por lo tanto, es cierto que no existe una paridad absoluta, hacia la que tendríamos que tender si queremos ser justos. Aceptado, señoras. Estamos en deuda en este aspecto. Ahora bien, una vez dicho esto, dejadme decir también, queridas, que vuestra peculiar forma de gestionar la demanda de paridad es motivo de muchos más conflictos que los que se derivan estrictamente de la asimetría doméstica (en este punto del discurso soy plenamente consciente del terreno resbaladizo que estoy pisando y de las más que probables collejas que recibiré, pero, asumiendo este riesgo, me decido a seguir).

Mi primera línea de amigos emparejados consta de catorce personas, es decir, seis parejas más la nuestra, todas heterosexuales, qué le vamos a hacer. De las siete mujeres, yo diría que tres suelen quejarse –sutilmente– de la poca colaboración doméstica de los maridos, mientras que las otras aparentemente no lo hacen, o por lo menos no lo hacen en público. Objetivamente hablando y de forma curiosa, los maridos de las tres que no se quejan no son, a mi entender, más activos que los otros. La constatación de este hecho nos conduce a interesantes conclusiones, como por ejemplo que el nivel de quejas probablemente radica en la subjetividad de las mujeres más que en la realidad objetiva. Entre los siete hombres hay de todo, desde auténticos vagos con carné que no hacen absolutamente nada ni pretenden hacerlo, hasta individuos muy completos, capaces de cocinar, ordenar la casa, poner la lavadora y quizás, incluso, planchar, además de reparar todo tipo de artilugios domésticos. En medio, hay un poco de todo, por lo menos por lo que se refiere a la habilidad en los fogones. Los hay que son humildes, sin grandes pretensiones gastronómicas y que limpian la cocina cuando terminan el trabajo; otros, con aires de chef, cargados con libros sofisticados –Bocuse, Curnonsky, Ferran Adrià…– y que dejan la cocina hecha un asco, con los armarios llenos de dedos marcados, harina en los fogones, salpicaduras por todas partes («¿Cuándo aprenderás a poner papel de periódico en el suelo cuando te pongas a cocinar?»); otros que necesitan al RACC (Real Automóvil Club de Cataluña), es decir, asistencia total y permanente («¿dónde guardas la sal?», «¿qué cantidad de arroz por persona?», «¿a fuego lento o fuerte?», «¿no me has preparado el sofrito?», etc.); y, finalmente, otros con vocación de muecín de la mezquita, que pregonan a los cuatro vientos sus proezas culinarias, como por ejemplo haber hecho, un día de verano, un pescado a la brasa sin que se quemara.

Ya sé que tiro piedras sobre mi tejado, pero como he dicho antes, hay que aceptar que, en general, los hombres de mi generación no hacemos tantas tareas domésticas como las mujeres, y, sin duda alguna, no las hacemos tan bien. Insisto en esto de mi generación porque, en la de los que ahora tienen 30 o 40 años, hay chicos con mucha más capacidad para lo que se llama «llevar la casa» que sus propias parejas. Y para no herir susceptibilidades, no pienso decir ningún nombre familiar aunque que me sometan a torturas.

Volviendo al tema de las generaciones, yo creo que la nuestra es una de tránsito entre la de nuestros padres, que representaba la tradicional convencionalidad burguesa –cristiana, judía o musulmana, da igual–, donde la mujer era el ama absoluta de la casa y el hombre el encargado de relacionarse con el mundo exterior (trabajar, ganar dinero, comprar, vender…), y la generación de nuestros hijos, en la que las tareas están verdaderamente repartidas y muchas veces la mujer tiene más cualificación profesional y ganancias económicas que su pareja masculina. Aunque sea una obviedad, no está de más constatar que la economía condiciona, en gran medida, las creencias y la cultura. Desde la píldora contraceptiva de finales de la década de 1960, la revolución social de la mujer ha sido espectacular. Y debo decir, con la mano en el corazón, que creo sinceramente que ha sido una suerte.

Dicho esto –que me ha salido más conciliador de lo que me imaginaba cuando he empezado a escribir este capítulo–, creo que las mujeres que pretenden educar a sus *partenaires* masculinos lo hacen generalmente tan mal como saben, tanto en el contenido como en el método. Cargadas de razón, como se creen, arremeten con santa indignación contra conductas que consideran totalmente inadecuadas, como dejarse tres pantalones encima de la silla, olvidar los calzoncillos sucios en el bidé después de salir de la ducha, o no pasar compulsivamente la escobilla por el váter después de usarlo. Y desde su punto de vista no dudo de que tengan razón, es más, por lo que a mí respecta, si quieren la tienen toda. Pero la cuestión de toda la vida no ha sido tener la razón –«¿Qué harás con ella?», me decía un malogrado amigo cuando discutíamos–, sino que te la den. Ésta es la gran cuestión.

Contenido y método, dos aspectos muy diferentes pero ambos importantes en la relación interpersonal. El contenido puede resultar muy obvio para algunos y totalmente incomprensible para otros. Por ejemplo, en lo que se refiere al orden, para mí sería incomprensible que las fichas de las historias clínicas de mi consulta no estuvieran ordenadas alfabéticamente en sus cajones cada día al terminar la jornada laboral. No obstante, no me parece mal que en casa haya varios libros –los que estoy leyendo o los que tengo pendientes de leer– esparcidos entre la mesilla de noche, la repisa de la lámpara al lado del sillón, la mesita de la sala de estar e incluso en la cómoda del recibidor. ¿Es esto un contrasentido? ¿Se equivoca mi mujer cuando se queja de dónde dejo los libros? ¿Me equivoco yo pidiéndole a la enfermera que guarde escrupulosamente todas las fichas cada día antes de irse? ¡No!, claro que no. En este caso, además la razón básica es porque el despacho lo dirijo yo y su salario lo pago yo. Pero si quiero conseguir la excelencia en mi labor de mandón, me toca entender que esta exigencia por mi parte puede ser percibida perfectamente como una exageración enfermiza –al fin y al cabo no entrará nadie más en la consulta, cuando cerremos la puerta, y al día siguiente todo estará en el mismo sitio donde lo dejamos– y generar una cierta crispación en nuestra relación. Por lo tanto, ¿no sería más elegante –¡y sin duda más eficiente!– decirle a la persona en cuestión algo parecido a: «Perdona que sea tan escrupuloso, pero me molesta ver las fichas por aquí sueltas teniendo en cuenta que pueden contener información confidencial?».

Es evidente que existen unos convencionalismos que la mayoría de la gente que pertenece a la misma cultura asume como propios. Pero los márgenes de maniobra pueden ser más amplios de lo que a menudo creemos. Por ejemplo, cuando mi hija vivía en Estados Unidos, estaba perpleja por el modo de entender el orden doméstico de la familia con la que vivía. Nos contaba, muy sorprendida, que padres e hijos amontonaban la ropa sucia en una silla de la propia habitación durante toda la semana, hasta que el sábado por la mañana se organizaba un zafarrancho general y ponían lavadoras, pasaban el aspirador, limpiaban la cocina, etc. Y vuelta a empezar. Entonces, tanto ella como nosotros descubrimos que ésta es una costumbre muy habitual en los hogares americanos, y que empieza a serlo ya en algún hogar catalán. Y bien pensado… ¿por qué no? ¿Es antihigiénico? No lo creo. ¿Es peligroso? No, sin duda alguna. Lo que pasa es que a los catalanes de hoy en día nos molesta este desorden, igual que a mí me molestan las fichas de los pacientes fuera de lugar, o como a muchas mujeres de mi generación les molestan los dedos marcados en el armario de la cocina o las zapatillas del marido donde no deben estar. Lo que quiero decir es que lo que ahora nos molesta quizás dejará de hacerlo dentro de algunos años, como ha pasado con algunos hábitos domésticos que ahora damos por buenos –hombres y mujeres a la vez, no solamente los primeros– y que antes nos parecían disparates. Me refiero por ejemplo a hacer la cama por la mañana al levantarse, o incluso dejarla intacta hasta la noche, en vez de la costumbre ancestral de deshacerla del todo mientras se aireaba al mismo tiempo la habitación. El sentido común, la mayor salubridad de las casas y las prioridades en el uso del tiempo nos han hecho abandonar un hábito que probablemente tenía más de cien años de historia.

El quid de la cuestión está, por un lado, en saber y aceptar que el contenido no es inamovible por mucho que nos lo parezca y, por otro, en entender que el método para «educar» se debe basar en el descubrimiento de lo que se aprende, no en la imposición del que enseña. Por encima de todo, hay que conseguir que el alumno –y el marido no deja de ser uno, y además de carácter permanente porque nunca acabará de aprobar la asignatura– entienda y acepte por qué tiene que aprender una determinada habilidad o conducta. Para evitar la crispación y, de nuevo, por simple eficacia, es fundamental que la mujer sustituya expresiones del tipo: «Ya te he dicho muchas veces que tienes que guardar las zapatillas en su sitio», por otras como: «Me encanta ver la habitación ordenada, ¿me ayudas a guardar esto?». Entre otras cosas, porque dejar las zapatillas al lado de la cama no parece que modifique, de forma perceptible, el orden cósmico, ni tampoco que altere significativamente el equilibrio emocional y físico de los seres humanos. ¡Eh!, que se sepa, claro, porque ya sabemos que las ciencias avanzan que da gusto…

Epílogo

UNA MAESTRA BAJO EL BOMBARDEO

En el altillo de mi antiguo apartamento de la calle Ciutat de Balaguer aparece un fardo de papeles antiguos, que desconozco cómo y cuándo fue a parar allí, aunque lo más probable es que mi abuela Maria me lo diera a mediados de la década de 1970, cuando ella se fue a vivir con su hijo Josep a Zaragoza. La verdad es que me siento bastante mal por no haberle dado la importancia que tiene y haberlo metido allí arriba sin siquiera ojearlo. Se trata de unos cuantos cuadernos y hojas sueltas, escritas a mano, donde se mezclan los deberes de la escuela, problemas de matemáticas, simples garabatos, cartas, postales y artículos de periódico. La mayoría de los papeles están amarillentos y algunos cuestan de entender, porque están escritos con lápiz y las letras se han borrado un poco. Otros tienen una mancha de tinta. Todos son escritos de mi madre, Montserrat Pino. La letra es sin duda femenina, redondeada, pero –este «pero» ya sé que no es políticamente correcto, ¡pero es lo que es!– con una notable firmeza y personalidad. He encontrado media docena que me han fascinado por su contenido. Son de junio de 1938, es decir, que Montserrat Pino tenía 18 años recién cumplidos. Estaba haciendo las prácticas reglamentarias de Magisterio en una escuela de la Generalitat, ayudando a un maestro titular, pero, por lo visto, aquel buen hombre se puso enfermo y ella sola tuvo que encargarse de la clase, un grupo de chicos y chicas de entre 11 y 12 años.

Son notas escritas, probablemente, al terminar aquella clase. Recogen las impresiones de la maestra, es decir, cómo planificó la clase, cómo se desarrolló en realidad, qué concluyó, qué sintió, qué le sorprendió… Al leerlo por primera vez siento una gran emoción por el hallazgo, pero después empiezo a darme cuenta de que lo que se dice allí es literalmente extraordinario, y todavía más si se tiene en cuenta la edad (entre paréntesis, ¿alguien puede imaginarse a una chica actual de 18 años de nuestro entorno familiar haciendo unas reflexiones semejantes?).

Creo que los lectores comprenderán que en este libro de recuerdos personales de docencia, no me pueda resistir a la tentación de transcribir estas hojas que pertenecen a una persona que yo no conocí –falleció a los 27 años, dos días después de mi nacimiento– y que muy probablemente hubiera sido una pedagoga espléndida, pero que murió demasiado joven para poderlo demostrar.

DIARIO DE UNA MAESTRA EN PRÁCTICAS

20 de junio
Hoy empiezan mis prácticas. Es una lástima, pero la suerte no me ha querido favorecer en un principio, ya que, al repartir las clases, a mí me ha tocado un segundo grado. De hecho, esto me era absolutamente indiferente, porque en cuestión de grados no tenía ninguna preferencia. Por lo tanto, mi disgusto no ha consistido en esto, sino en el hecho de que casi todos fueran chicos –¡solamente dos chicas!– en el grupo que me han destinado. A esta edad –11, 12 años–, a mí me resulta mucho más agradable dar clases a chicas, porque entre nosotras habría habido una mejor comprensión. Y más aún tratándose de mis primeras prácticas que, precisamente por ser las primeras, son

las más difíciles. Antes del reparto, yo me había prometido no aceptar la oferta que nos habían hecho de cambiar de grado si lo creíamos más conveniente y, por lo tanto, así lo he hecho. Al fin y al cabo, he pensado que mi obstáculo no era tan extraordinario y, aunque en el fondo de lo más hondo sentía una cierta hostilidad, me he prometido a mí misma hacer frente a los posibles inconvenientes y seguir adelante.

Mi clase da un poco la sensación de frialdad cuando entras. Pero los chicos enseguida han roto el hielo que nos ha separado por un momento y han empezado a hacerme preguntas. Hay que decir que cualidades, en mi grupo, he observado muy pocas. Por lo pronto, nuestra primera conversación se ha desarrollado con un lenguaje verdaderamente horrible. Utilizan expresiones poco agradables y gritan de una forma extraordinaria. Después, he observado que el maestro les obliga a gritar innecesariamente cuando leen –¡no porque esté sordo!–, y esto los debe haber acostumbrado a gritar.

La clase es la desorganización personificada. Son tres grupos, que por motivo de la guerra se han reunido en uno solo. Los chicos son rebeldes, díscolos –con algunas excepciones– y prestan muy poca atención en clase, es decir, que demuestran que se sienten incómodos. En cambio, hacen casi todo lo que harían en la calle, que es de donde proceden todos. Y es que no hay estímulos. Según me ha dicho el maestro, la guerra ha motivado que se limitaran las clases a cálculo y lenguaje –no sé por qué no pueden dar más materias…– y además, por lo que hasta ahora he podido observar, les resulta de una monotonía abrumadora. Más o menos, la clase de lenguaje se reduce a lectura y comentario, y cabe decir que el maestro lo ha hecho muy bien. La clase de cálculo consiste en problemas y ejercicios en la pizarra. Esto, en cambio, es frío y sin vida. Y es que en clase persisten aún un poco los métodos antiguos. Y con esto no reprocho nada a nadie, pero con los métodos antiguos no es suficiente rechazarlos de palabra. Se debe llevar en la sangre el desprecio que en general inspiran, y, contra esto, durante los seis meses que he pasado en la Escuela (la normal de Magisterio), nos han vacunado bien.

Tanto en el lenguaje como en el cálculo, los chicos han demostrado que actuaban ni más ni menos como máquinas. Han leído —saben muy poco para la edad que tienen— sin expresión, sin vida, y han calculado como quien realiza un trabajo realmente penoso… La hora de la salida me ha dolido. Se han largado precipitadamente, tal como lo deben de hacer los que salen de prisión. Quizás algunos incluso no salen ni tan rápido [acaba así].

[No consta el día]

Y todo esto es lo que, sin entretenerme ni un minuto, he decidido que excluiré de mi clase los quince días que estaré allí. Dar vida a esta clase, hacerles sentir la necesidad inexcusable de comprender lo que estamos haciendo, despertar un interés vivo por todas las cosas que pasarán por nuestras manos y, sobre todo, conseguir que se encuentren a gusto en la clase. Por mucho que me lo propusiera, no podría trabajar en una clase donde la gente no está a gusto —como hasta ahora— y donde sienten una alegría desmesurada cuando es la hora de salir. Mi papel de observadora —que es lo que he hecho hoy— me ha dejado un sabor de boca desagradable. Pero estoy bien resuelta y no me desanimaré en mi empresa.

21 de junio

Mi clase de hoy ha sido de lenguaje. Pero antes, a pesar mío, les he hablado con un poco de severidad. Quizás no tengo derecho a hacerlo, pero es que están muy mal educados. Les he hecho entender lo desagradables que son para mí (y para todas las personas, en general) algunas de las cosas que hacían en clase –cosas puramente externas, naturalmente no les he hablado de otros hechos–. Ellos han creído que rectificarlas les resultaría fácil y, muy convencidos, me han prometido hacerlo así. Hay que reconocer que lectura, comentario y dictado les resulta una actividad muy aburrida, y ayer me lo expresaron francamente.

Si yo cogía un texto, lo comentábamos y después hacíamos el vocabulario y nos quedábamos igual. Por lo tanto, he elegido un tema muy sugerente para nuestra primera lección: «La primera vuelta al mundo». Como son chicos, esto les ha entusiasmado hasta el punto que no han abierto la boca en toda la explicación, lo que me ha causado –lo confieso francamente– una gran sorpresa. No lo esperaba de ellos. Las aventuras de los expedicionarios, las calamidades y las peripecias del viaje les han interesado muchísimo. He dibujado el mapa, he trazado el itinerario y, con unos preciosos colores, ellos han dibujado los cinco barcos que salieron de expedición. La explicación ha comportado algunos cálculos. Han aprendido a conocer el siglo a partir del año, cosa que no sabían. Hemos calculado los días que tardaron en dar la vuelta y los días que se tarda hoy en hacerla. Y, de esta forma, por un camino muy distinto del que utilizan cada día, hemos ido a parar al mismo sitio: vocabulario y redacción, sin que ellos se dieran cuenta, porque el nuevo camino los ha entretenido. Cada uno ha hecho su redacción y he procurado que fuera breve y concreta. Después las hemos leído y comentado todas. Entre todas ha salido una que hemos considerado la mejor. Con mucha brevedad, estaba todo expresado. Hemos detectado algunos defectos que hemos corregido en la pizarra. Han hecho observaciones bastante sorprendentes.

Me han pedido con mucha insistencia que les leyera un cuento. Yo les he prometido que cada día les leería un fragmento de *Aladino y la lámpara maravillosa,* porque a la vez que esto les satisface, pienso que les ayudará a ver la expresión que hay que dar a la lectura, cosa que no saben en absoluto. He empezado la lectura después del recreo, porque creo que será provechoso para calmarles del rato de juego y predisponerlos para la lección de cálculo. El cuento los mantiene ensimismados y lo he utilizado para muchas cosas. Hemos comentado todas las palabras extrañas, hemos buscado otra forma de expresar esas palabras.

También hemos visto la diferencia que había entre nuestra forma de hablar y la del cuento, las imágenes figuradas… También lo hemos resumido de palabra. No se han dejado ni el más mínimo detalle. Todos están esperando ya que sea mañana. El cuento me será útil para amenazar a alguien que no vaya como es debido, porque no le permitiré escuchar la lectura.

He hecho un dibujo en la pizarra mientras el maestro les hacía hacer ejercicios de cálculo. A la hora de la salida se han amontonado a mi lado para hablarme del dibujo. La puerta todavía estaba cerrada. No creía que esto pudiera suceder tan pronto… para ellos el dibujo tiene un poder enorme.

Miércoles 22

Tan mayores como son y no tienen ni la menor idea de lo que es un quebrado. Una de las múltiples tareas que me he propuesto hacer durante mi estancia en esta clase es que adquieran conocimientos completos y sólidos sobre los quebrados. Así pues, hoy no han hecho más que aprender a expresarlos y leerlos. Lectura y escritura de quebrados ha sido la tarea de nuestra clase, un tema en el que no creía tenerme que alargar tanto, porque les consideraba más enterados de esta materia. Se los he explicado con unos ejemplos gráficos, el significado del numerador y del denominador, y lo han entendido fácilmente. Pero lo he repetido mucho por cuestiones de lenguaje, ya que se equivocaban mucho y en expresiones como dos tercios (2/3) leían dos terceros.

Jueves 23

Antes de empezar las clases tenemos unas conversaciones muy animadas los alumnos y yo. Todos tienen cosas que contar y querrían hablar todos a la vez. Aunque son unas conversaciones en las que debo retarles continuamente. No les dejo gritar, les corrijo a cada momento expresiones chapuceras que utilizan como chicos de la calle que son. Da la sensación de que esto debería cansarles, porque yo no pararé hasta que se abstengan de utilizar este lenguaje, pero a ellos no les molesta y lo aceptan bien. Me quieren mucho y su deseo más grande —lo confiesan ellos mismos— es estar a mi lado y hablar conmigo.

Creo que educarles un poco la sensibilidad, ahora que están bien predispuestos, es una cosa muy conveniente. Por este motivo, nuestra clase de lenguaje de hoy ha transcurrido en torno a una poesía tan corta como bella: *La vaca ciega.*

Parecía que era una poesía demasiado difícil para ellos, pero no lo ha resultado en absoluto. La he leído un par de veces con toda la energía que he sabido darle. Como había algunas palabras demasiado literarias que no comprendían, les he aclarado el significado.

Después, la hemos comentado. He hablado de la enorme tragedia que representa quedarse ciego, y les he hecho sentir tanto como me ha sido posible el profundo y desesperado dolor que siente la vaca de la poesía.

Realmente la han compadecido. También hemos hablado de Maragall, el poeta, y luego han escrito la poesía que yo les he dictado. Hemos corregido en la pizarra las faltas que había y, en las que me ha sido posible, les he explicado el motivo de la corrección. Han leído la poesía y no he descuidado esos puntos tan bellos que les he hecho marcar con toda intensidad. En general, no hacen los puntos cuando leen, y les he demostrado que en esta poesía eran de una necesidad ineludible. Debajo de la poesía, han escrito un resumen –pocas palabras– de lo que a ellos les parecía que quería decir el poeta. La clase ha quedado muy completa y les ha complacido más de lo que yo pensaba.

Después del recreo, hemos continuado con la lectura del cuento que yo creo que está lleno de poesía. ¡No me puedo creer cuán entusiasmados están! Mientras jugaban en el patio, ya pensaban en subir al aula para ver qué pasaría hoy.

Cada día les quiero más. Casi ya no me acuerdo del disgusto que tuve cuando les vi por primera vez.

Viernes 24

Como tema de nuestra clase de lenguaje de hoy, hemos utilizado un personaje que da color a nuestra historia, Jaime I. Solamente sabían que le llamaban El Conquistador, pero nada más. Yo sólo quería centrar mi explicación en lo que se refiere a Mallorca, porque creía que sabrían muchas otras cosas por las obras sobre hechos históricos que leen con mucha frecuencia. Hemos empezado con el nacimiento de nuestro rey y todas las leyendas referentes al mismo. La infancia, tan llena de acción, les ha gustado mucho. Después, su valiente y decidida acción en la Reconquista. Valencia, Mallorca, Murcia, todas las peripecias y aventuras, y los accidentes de la conquista de Mallorca. Ellos las han vivido. Nos hemos trasladado siete siglos atrás. He hablado de los vestidos de los guerreros, de las armas, de los caballos. También ha surgido, en la conversación, –y muchos aspectos los sugieren ellos mismos– por qué el mallorquín y el valenciano son variedades dialectales de la lengua común.

Hemos hecho un dibujo en la pizarra de los territorios que conquistaba Cataluña después de las hazañas de Jaime I. Después lo han dibujado en su cuaderno. Es extraordinario el poder sugestivo que tiene para ellos un dibujo. Mientras he dibujado en la pizarra, lleno de colores, uno de los barcos con el que zarpó hacia Mallorca, nadie ha dicho ni pío siguiendo los movimientos de mi mano.

Mientras les daba la explicación, he dejado entrever la idea de la poca justicia que representan estas guerras de conquista, donde siempre gana el más fuerte y no el que tiene la razón, y que acaban con muchos expulsados de una tierra que les pertenece. No obstante, todo esto lo he dicho sin darle demasiada importancia y, cuando han terminado el mapa, les he formulado esta pregunta: «¿Qué os parece, estaban bien o no las guerras de la conquista?». Me he llevado una gran sorpresa. En general, me han respondido que estaban muy bien porque hacer la guerra es cosa de valientes, y que los que no iban eran unos cobardes. Les tendré que demostrar de algún modo que están equivocados…

Sábado 25

Podría contar con los dedos de una sola mano los chicos de la clase que no hacen vida en la calle. Todos los demás hacen vida en ella y tienen las costumbres y los modos de la calle. Aunque hacen travesuras de chicos mayores, son todavía muy pequeños y (…) y les encanta cuando les trato como a criaturas. Y es que nosotras, las chicas, sabemos apreciarlos más que cualquier maestro.

Lunes

A estos chicos les hace falta actividad y la tienen. Intervienen continuamente en la conversación que les traigo preparada. Muchas veces casi me descentran con sus objeciones. A veces, haciendo matemáticas nos vamos a parar a Estados Unidos o a las selvas de África. He observado que este espíritu de intervención que les caracteriza decae a la hora de cálculo. Y no es porque esta materia no les guste, sino porque la estructura actual del horario de clases, aunque está un poco justificada porque ya son mayorcitos, no da resultados muy alentadores. Yo no haría una distribución del tiempo tan estricta y limitada. De hecho, estoy convencida de que ya querrían[2] que fuera así, y es evidente que la hora de cálculo debería desplazarse. A última hora, los chicos ya no prestan atención. El cálculo requiere una mayor atención por parte de los alumnos que para hacer una copia en el cuaderno como hacen muchos días por la mañana al llegar. Me gustaría probarlo. De todos modos, no se lo comento al maestro ni pienso hacerlo porque está demasiado convencido de la bondad de sus disposiciones.

El maestro ha seguido mi clase de cálculo y hemos convenido los dos que los quebrados se conviertan en una cosa accesible (cuando les hablé por primera vez hace tan sólo unos días les pareció tan insólito como si hubiera bajado un hombre de la luna).

O sea que hoy hemos hablado de números mixtos. Ha sido muy fácil, pero no quiero explicarles demasiadas cosas al mismo tiempo, sino más bien pocas, pero que las asimilen bien ca-

---

[2] Parece que se refiere a la dirección del centro o al programa de estudios.

da día. Hemos visto qué era, qué expresaba un número mixto y hemos puesto ejemplos gráficos. Les he enseñado a sumarlos. Es decir, no les he enseñado, han aprendido, porque cuando les he preguntado cómo creían que se podía sumar 7 ¾ + 2 ¾, ellos mismos lo han visto enseguida.

Les he puesto algunos ejercicios en la pizarra, y han salido a resolverlos de uno en uno. He incluido algunos procurando que la suma fuera un número entero, por ejemplo 2 ½ + 3 ½ = 6. Después, les he planteado algunas preguntas para comprobar si habían adquirido los conceptos, no de rutina a copia de verlo en la pizarra, sino para ver si su sentido común les podría guiar en todo tipo de ejercicios sobre los números mixtos. Una vez convencida, ha llegado por fin la lectura de nuestro cuento, *Aladino y la lámpara maravillosa*. He aprovechado el estímulo de la promesa de la lectura para que antes prestaran una gran atención a la clase de cálculo.

[No consta el día]

El maestro se ha puesto enfermo. Ha sido un gran esfuerzo el que he hecho esta mañana. Llevar una clase con tantos chicos completamente sola, de la forma que yo quiero que sea llevada, ha representado para mí un esfuerzo extraordinario. La clase me ha dejado rendida, pero satisfecha, y la satisfacción valía todo el cansancio del mundo.

Todo lo que hemos hecho esta mañana sería imposible de contar. Por eso no lo explicaré todo, sino solamente lo más destacado que hemos hecho juntos.

Por lo pronto, hoy he empezado a poner en práctica mi idea: hacer la clase de cálculo a primera hora. Ha ido todo como una seda, cuando he conseguido su atención. Cuesta mucho empezar una clase. Los chicos están distraídos, tienen ganas de hablar, que si el bombardeo, que si el frente... Me cuesta poderles sacar de ahí y llevarles a la pizarra.

Hoy, con los quebrados, hemos hablado de una de las propiedades, la simplificación. Primero han visto, de forma gráfica y numérica, que si dividimos el numerador y denominador por el mismo número, el quebrado no sufre alteración alguna. Esto resulta muy útil en la suma y la resta de quebrados que no tienen el mismo denominador. Pero hoy sólo han hecho reducciones pequeñas que se veían a simple vista: convertir tercios en sextos, mitades en cuartos o en octavos. Aunque debo decir que hoy no hemos parado.

Después de esto, hemos hecho lectura y redacción sobre un ramo de flores que les he traído y les ha puesto muy contentos. Comentario de unas poesías, dibujo...

Finalmente, les he leído el cuento. Yo estoy contenta de ellos y es justo que ellos lo estén de mí. He leído, pues, el último capítulo de *Aladino y la lámpara maravillosa*. La tarea después de la lectura de este cuento tan largo y tan bonito ha sido que cada uno me dijera qué es lo que le ha gustado más y lo que no le ha gustado. Son negativos: a muchos de ellos lo que más les ha complacido ha sido la muerte del mago africano. Quizá porque es lo que tienen más reciente...

[No consta el día]

Todas las bellezas del verano han sido mencionadas. El tono verde de los campos, los pájaros, las flores, los frutos. De todo esto saben más de lo que parece. Son muy observadores. También hemos hablado de la vida en la montaña y en la ciudad en verano. Esto nos ha permitido hablar de las tierras agrícolas y de la siega. Casi todos han visto segar. Algunos lo han vivido porque son del campo y ellos lo han contado a los demás. El trigo segado no podía quedar atascado, de modo que hemos seguido toda su transformación hasta llegar al pan crujiente y caliente. No voy a escribir todo lo que hemos hablado, porque sobre papel sería como una enumeración fría, pero para nosotros ha sido una auténtica delicia.

Alguien ha preguntado por qué hacía frío y por qué hacía calor. Yo creía que una idea más o menos vaga sobre este tema la tenían, pero no era así; ninguno de ellos tenía la menor sospecha. Entonces les he explicado —no a la ligera, sino con bastante precisión— el porqué de las estaciones del año. He dibujado en la pizarra el movimiento de translación de la Tierra y la oblicuidad o la perpendicularidad de los rayos solares según el punto donde se encuentra de la vuelta. Un chiquillo ha dicho que esto de que la Tierra diera vueltas le daba miedo, pero que si no se moviera sería muy aburrido, porque siempre haría el mismo tiempo. Les he hecho notar la oposición de las estaciones de los dos hemisferios. Mientras en Barcelona comíamos el pollo y los turrones al lado del fuego, en Buenos Aires tomaban el sol y se bañaban. El tema se podría haber alargado toda la mañana, pero yo quería que escribieran y les he puesto en la pizarra esta pregunta: «¿Qué estación del año preferimos y por qué?». Con esto he conocido bastante a los chicos. Ninguno ha elegido el invierno. La mayoría ha puesto la primavera. Tan brutos que parecen, y en cambio tienen una sensibilidad bastante acentuada.

Creo que la analogía que se puede establecer entre estas reflexiones de una maestra de setenta años atrás y las que haría —o debería hacer— un profesional de la salud ante un grupo de pacientes crónicos es absoluta. En ambos casos, el éxito dependerá de la estrategia del educador para seducir al grupo y conseguir que sus miembros adopten unas conductas favorables para sí mismos (leer con entonación, sumar quebrados, cuidarse los pies, no abusar de grasas animales, ajustar la insulina…). Y el proceso siempre es mucho más emocional que racional.

¿Es que todavía queda alguien que duda de que aprendemos porque amamos?